DE

LA VALEUR SÉMÉIOLOGIQUE

DES COLORATIONS ET DES ENDUITS

DE LA LANGUE

PAR

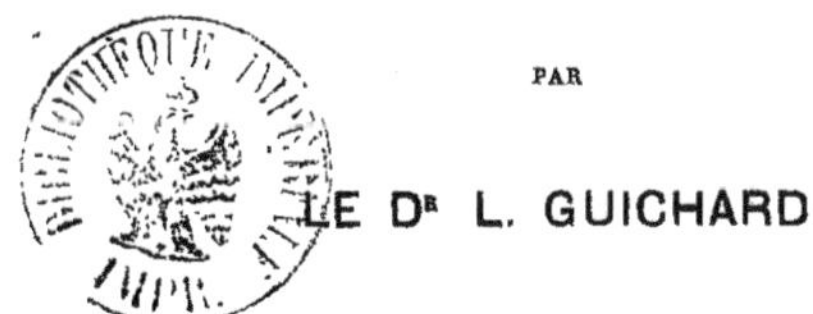

LE DR L. GUICHARD

PARIS

CHEZ HENRI ANIÉRÉ, LIBRAIRE-EDITEUR

4, rue Dupuytren, 4.

1864

PaRis. — A. PARENT, Imprimeur de la Faculté de Médecine, rue Monsieur-le-Prince, 51

LA VALEUR SÉMÉIOLOGIQUE

DES COLORATIONS ET DES ENDUITS

DE LA LANGUE

CHAPITRE Ier.

HISTORIQUE.

L'examen de la langue, dans les maladies, est un procédé tellement ancien de diagnose qu'il remonte à l'origine même de la médecine et se perd avec elle dans la nuit des temps. Il n'est pas un
seul pathologiste de l'antiquité ou des temps modernes qui omette de
mentionner les signes pronostiques ou diagnostiques tirés de cet examen. De nos jours encore, n'est-ce pas en quelque sorte le seul mode
d'exploration que la généralité des médecins n'oublie jamais d'em-
ployer ? Aussi ne venons-nous pas simplement défendre son importance que personne n'attaque, mais la discuter ; discuter surtout les
interprétations fournies par les auteurs des éléments séméiologiques
que l'on y peut puiser et des conséquences pratiques tirées par les
médecins de ces interprétations qu'une observation suffisante aidée
d'un nombre assez grand d'expériences comparatives n'a pas toujours confirmées.

Hippocrate s'occupe des enduits surtout au point de vue du pronostic, et l'on peut dire que ses doctrines à cet égard n'ont pas encore beaucoup vieilli.

« La langue, dit-il, âpre au commencement, tout en conservant sa coloration, mais devenant avec le temps rude, livide, fendillée, est un signe funeste; fortement noircie, elle indique une crise au quatorzième jour. La plus mauvaise de toutes est la langue noire et jaune. La langue enduite, à la bifurcation, d'une espèce de salive blanche, annonce un relâchement dans la fièvre, si l'enduit est épais, pour le jour même ; s'il est plus mince, pour le surlendemain ; le même enduit sur le bout de la langue a la même signification, mais moins. La langue tremblante, avec de la rougeur aux narines et un flux de ventre, tandis que le reste, au poumon, ne donne pas de signe, est mauvaise et indique des évacuations aiguës funestes. La langue devenue molle sans raison, avec agitation, avec sueur froide, le ventre étant humide, est un signe de vomissements noirs; dans ce cas la lassitude est mauvaise. Le tremblement de la langue, chez quelques-uns, est un signe de flux de ventre ; si alors elle noircit, elle annonce une mort prompte ; une langue tremblante annonce-t-elle que l'intelligence est dérangée? Les langues hérissées, très-sèches, sont signes de phrénitis. (Hippocrate, *Prénotions coaques* depuis le paragraphe 224 jusqu'au 229. Traduction de M. Littré.)

« Si la langue n'est ni noire, ni sanglante, le pronostic ne doit pas être funeste, car la maladie est plus faible (*Aphorismes*). Les langues hérissées et très-sèches sont signes de phrénitis. Les délires avec une voix stridente, les spasmes et le tremblement de la langue, et ces délires devenus tremblants, annoncent le transport ; l'endurcissement dans ce cas est mortel. Les langues tremblantes annoncent que l'intelligence est dérangée. » (*Prorrhétique*, livre Ier, articles 3, 19, 20).

Observation d'un cas d'avortement, inflammation intérieure et mort.

« La femme de Simus, avortement au trentième jour, cela arriva à la suite de quelque abortif ou spontanément. Douleurs, vomissements de matières bilieuses, abondantes, jaunes, porracées ; quand elle buvait elle avait des spasmes ; elle se mordait la langue. Je la visitai le quatrième au jour ; la langue était grosse, noire ; le blanc des yeux était rouge ; il y avait de l'insomnie.

« Elle mourut le quatrième jour dans la nuit. »

Dans le livre 1er *des Épidémies* (malades 11 et 12) Hippocrate raconte l'histoire de deux malades dont la langue était sèche, la respiration rare, grande, aussitôt entrecoupée par une inspiration. Le sujet de la première observation est une femme, celui de la seconde est un homme. Ce malade avait seulement la langue sèche et néanmoins il vomit des matières noires et bilieuses.

« Hippocrate regarde la blancheur de la langue comme très-commune dans les péripneumonie (*Épidémies*, lib. VII, § 5, p. 830). Toutes les fois, dit-il, qu'il survient quelque changement à la langue pour la saveur, le corps est malade (aphorisme 16). La langue, dit-il encore, a la couleur de l'humeur qui prédomine (aphorisme 15).

« Dans les ulcérations qui se manifestent sur les bords de la langue, il faut s'assurer s'il n'existe pas quelque dent cariée, éraillée ou dérangée qui en soit la cause déterminante (*Prœdict.*, lib. II, art. 99.) Hippocrate.

Il est évident que dans les passages que nous venons de citer, les indications relatives au diagnostic sont peu nombreuses, et que ce point, dont l'importance est regardée aujourd'hui comme si grande, était placé au second plan par le médecin de Cos.

Nous ne citerons rien de plus des œuvres de la science médicale antique. Nous n'y trouverions que les idées d'Hippocrate reproduites sous diverses formes.

Dans des temps plus modernes, nous trouvons parmi ceux qui ont traité d'une manière étendue cette question des signes tirés de l'examen de la langue, un auteur très-peu connu, le premier de tous qui ait fait une monographie sur ce sujet, Prothus Casulanus, dont nous n'avons pu trouver le vrai nom, qui ne se présente en tête de son travail que sous un déguisement latin peu reconnaissable, selon la mode de son temps.

Ce petit livre a pour titre *de Lingua qua maximum est morborum acutorum signum, opus, in re medica, novi argumenti authore Protho Casulano senensi coloniæ aggripinæ.* Apud Mathæum Smitz, anno 1626.

Dans son chapitre premier il cherche à prouver que : «Linguam « esse tertium et maximum morborum acutorum signum. »

Le chapitre 10 est intitulé *de Lingua alba.* «Albam linguam sæpe « videre licet a quodam humore albo illi superextenso. Sublinitur «autem hic humor, aut secundum totam linguæ amplitudinem, aut « secundum oras et margines, aut secundum lineam dividentem, aut « secundum primores et posteriores partes. De primo candoris specie, « (Hipp. art. in *Coac.*) peripneumonicis quibus lingua tota alba et aspera «sit, ambo pulmonis partes inflammantur; quibus vero dimidium, «una, juxtaquam apparet. Dimidium hic intelligendum est ea pars «linguæ quæ per longitudinem a linea intermedia dividitur, sive sit «ad sinistram sive ad dexteram, quia verisimile est sinistram «partem a sinistra pulmonis inflammari, dextram a dextra can- «defieri. »

Dans son chapitre 11 il traite *de Lingua flava.* (Hipp., in *Coac.*) «Quibus pleuriticis lingua in principio biliosa fit, septima die in- « duuntur. Hic enim linguam biliosam notat flavam sumendo biliosum «pro suo celebriori significato, nempe pro flavo : de qua iterum «Hippocrates : lingua flava, verum progressu temporis nigrescit. » (§ 3, *de Mor.*).

«Respondeo : Os nostrum fieri frequentius amarum per bilem ‹ flavam, quam per atrum humorem et fuliginem, et locum Hippocratis «interpretandum esse de iis, quæ frequentius sunt; ut etiam Gal. in «*Com.* interpretatur, quamvis negandum non sit aliquando a fuli- «ginibus et atro humore os amarescere. »

Le chapitre 12 est consacré à *Lingua nigra.* «Frequentissime in «acutis febribus lingua nigritiem induit : id circ Gal., *Com.*, 1, in 6

« *Epid.* : Circa principium hæc habet in uteri phlegmone: febres valde
« vehementer concitantur et valide, ob quas lingua, velut a fuligine,
« nigrescit. Sit autem non solum lingua nigra, quia fuliginosum cor-
« pus eam tingat, vel ater humor, exsudans e venis, sed etiam quia
« venæ, quæ sub ipsa sunt, crassæ et nigræ evaserint. »

Voici ce qu'il dit *de Causis colorum linguæ*, chap. 6 : « Frequen-
« tius et tertio modo coloris imbuitur lingua, cum humor extrinse-
« cus adveniens, vel a ventriculo, vel a capite pituita illi, tanquam pa-
« rieti diluta calx, allinitur; aut in vaporem resolutus eam tingit, ut
« fumus caminum, denique aut e venis et arteriis linguæ ipsius exsu-
« dat humor tenuis, qui suo colore linguam maculat, ut sæpe sanguis
« e venis effluens cutim rubefacit. Nec quis facile alios colorationis
« cuti et linguæ modos afferre potest, nisi addat eos, qui vel cibo et
« potione et medicamentis efficiuntur. »

Van Swieten a aussi traité le même sujet d'une manière assez remarquable, mais ce qui domine dans son livre comme dans tous
les auteurs qui l'ont suivi, c'est l'alliance des idées d'Hippocrate
avec les doctrines qui ont régné à diverses époques. Dans l'ancienne
école de Paris notamment, elles se mêlent aux théories humoristes
de Galien. Voici ce que dit Van Swieten dans son livre qui a pour titre :
*Commentaria in Hermanni Boerhaave aphorismos de cognoscendis et cu-
randis morbis*, anno 1752, tomus primus, § 85 : « Sordes oris, et linguæ.
« Medici prudentes nunquam ab ægris discedunt, nisi prius inspexe-
« rint oris interna, et linguam, quæ viscerum chylopoieticorum et
« pulmonis conditionem tam pulchre sæpe demonstrant. Ex ore ho-
« minis sani nil nisi limpidissimus ros exhalat: sed in morbis, immea-
« bilibus humoribus obstruentibus extrema hæc oscula exhalantium
« vasorum, incipit linguæ dorsum imprimis scabrum fieri, siccum;
« color mutatur in pallidum, flavescentem fuscum, nigrum tandem,
« imo aliquando totæ gingivæ et dentes ipsi crusta tali obducuntur :
« distinctum omnino ab aphtis hoc malum, cum quibus sæpe confun-
« ditur; sordes vocantur melius : quæ postquam redit debita pers-
« piratio, aperta avasa, ab impetu vitalis liquidi a tergo urgentis

« absterguntur, reditque solita nitiditas. Quando sordes illæ ab inflam-
« matoria immeabilitate nascuntur, plerumque simul magna adest
« siccitas; si vero a viscoso putrido obstruente, plerumque major
« humiditas est, nisi binæ hæc causæ simul concurrant, inflamma-
« toria nempe densitas et putredo, ut in morbis acutis sæpius fit; sed
« ut linguæ superficies apparet, sic et se habet interior superficies
« œsophagi, ventriculi, etc. »

Max. Stoll avait remarqué qu'il y a un rapport entre le nombre
et l'étendue des inspirations dans un temps donné et le degré de des-
séchement de la surface linguale : « respiratio densa, anhela, cita ;
« lingua sicca, exusta, aspera. » (*Aphor.*, 481, p. 314).

Dans les temps voisins du nôtre, depuis le commencement de ce
siècle quelques écrits remarquables ont paru de temps en temps.

Une thèse d'un nommé Dupuy, soutenue en 1813, nous présente
un traité assez complet pour l'époque ; nous n'y trouvons aucune
vue nouvelle sur la question qui nous occupe, il partage les opinions d'Hippocrate et de Stoll, de Cœlius Aurelianus et de Baglivi.
Cœlius Aurelianus pensant qu'au début de la péripneumonie la
langue est blanche, rouge ensuite, et Baglivi croyant que dans les
hydropisies la couleur plombée de la langue est un signe de mort
prochaine.

Mentionnons en passant une thèse assez indigeste, soutenue à
Montpellier par le Dr Alphonse Ménard (1818), où l'on trouve les
phrases suivantes :

Ne vous retirez jamais d'auprès d'un malade, sans avoir attenti-
vement examiné la langue, elle indique plus sûrement et plus claire-
ment que tous les autres signes, l'état du sang. Les autres signes
trompent souvent ; mais ceux-ci ne sont jamais ou que fort rarement
fautifs.

La langue augmente de volume dans les maladies chroniques
causées par l'engorgement du foie ou de la rate, dans l'obstruction
des ovaires, l'induration des glandes, du mésentère, l'hydrothorax,
la leucophlegmatie.

En 1821, Godefroy Reignière publia une bonne monographie, sa thèse inaugurale qui contient des vues très-bonnes, une critique solide des idées régnantes et que les praticiens ont malheureusement pour la plupart laissé passer sans en tenir bien compte. Voici quelques extraits précieux de ce travail :

1° L'estomac peut être dans son état physiologique, bien que la langue soit tour à tour sèche, même noire, ou encroûtée de fuliginosités plus ou moins épaisses.

2° La langue peut conserver son aspect ordinaire dans une gastrite, même très-intense.

3° Enfin bien souvent lorsque la langue et l'estomac offrent simultanément des traces d'inflammation, il y a tellement de discordance, une telle disproportion dans l'apparition, la marche, l'intensité et la disparition de l'état inflammatoire de ces deux organes, qu'il est réellement impossible de croire que l'un soit l'effet de l'autre.

Il établit au moyen d'observations empruntées à Laënnec, Broussais, MM. Rostan et Andral trois séries de faits :

1re série. Faits dans lesquels l'estomac est sain et la langue altérée.

2e série. Faits dans lesquels l'estomac est malade et la langue dans un état physiologique.

3e série. Ceux où la langue et l'estomac sont dans un état morbide, mais à des degrés très-différents.

Il termine son travail par cette phrase remarquable : « Dire donc que la langue est le thermomètre, le miroir de l'estomac, c'est, j'en conviens, se servir d'une expression assez jolie, mais à laquelle, pour être heureuse, il ne manque que la vérité. »

Depuis 1821, rien de remarquable. Pour trouver du nouveau, il faut arriver jusqu'à 1835, époque où M. le professeur Fiorry publia un très-remarquable mémoire qui changeait complétement les croyances et les doctrines reçues et dont l'influence se fit sentir d'une manière plus ou moins profonde sur tous les travaux qui parurent depuis.

Voici les conclusions textuelles de M. Piorry :

1° La rougeur de la langue est en rapport avec la quantité de sang et l'activité de la circulation.

2° Dans beaucoup de cas, cette rougeur n'est pas un signe de gastrite ni de gastro-entérite.

3° Elle s'observe souvent dans les maladies aiguës des organes respiratoires.

4° La rougeur des bords paraît souvent être limitée, à cause de l'enduit qui recouvre la langue, rouge d'ailleurs au-dessous de cet enduit.

5° La rougeur de l'extrémité linguale dépend souvent de la contraction des muscles, plutôt que d'un état particulier des papilles du sommet de la langue.

6° L'évaporation de la salive et des fluides sécrétés à la surface de la langue est la principale cause de la sécheresse que celle-ci présente dans certains cas.

7° La sécheresse de la langue est plutôt en rapport avec des lésions des organes respiratoires qu'avec des maladies du tube digestif.

8° La salive et les fluides exhalés sur la surface papillaire de la langue, désséchés par le passage de l'air, sont les sources des enduits dont la langue est recouverte dans une foule de cas.

9° La coloration de ceux-ci tient, ou à leur degré de dessèchement, ou à la nature même des fluides exhalés, celle-ci étant d'ailleurs en rapport avec l'état général du sang.

10° L'abstinence est suivie de la formation de ces enduits, qui disparaissent dès qu'on a pris quelques aliments.

11° Les mouvements de la langue peuvent être rendus difficiles par la sécheresse de cet organe comme par la faiblesse du malade.

La chute des dents d'un côté, celles de l'autre étant conservées, est quelquefois, lorsque le malade tire la langue, suivie de la déviation de cet organe, dans le premier sens.

M. le professeur Piorry étudia de nouveau les enduits de la langue et leurs colorations dans son *Traité de diagnostic*, en 1840.

« Les enduits de la langue, dit-il, n'indiquent pas en général l'état
de l'estomac ou celui du sang, il faut remplacer les idées généralement
reçues par des notions plus en rapport avec la valeur réelle de ce
signe. Aussi, loin de dire: un enduit blanchâtre épais indique un état
muqueux de l'estomac, un enduit blanc jaunâtre annonce un état
bilieux, un enduit noirâtre et fétide correspond à un état putride des
humeurs, etc.; il faut croire qu'un enduit jaunâtre de la langue prouve
que la salive a longtemps séjourné sur la surface linguale et que là,
dépouillée par l'absorption et par l'évaporation de sa partie la plus
liquide, elle a donné lieu aux enduits dont il s'agit ; que le plus souvent cet enduit est dû à ce que le malade a respiré par la bouche.
Que lorsque cet enduit est noir après avoir été jaunâtre , c'est que
la dessiccation en a été portée plus loin et que l'ouverture de la
bouche a duré plus longtemps ; que la fétidité des enduits tient à
leur putréfaction par suite du contact prolongé de l'air, et qu'il est
par conséquent utile de les enlever dès qu'ils se forment, parce que
leur putréfaction pourrait avoir de graves inconvénients ; que la
privation prolongée d'aliments étant cause que les enduits de la langue ne sont pas enlevés, il s'ensuit que la diète favorise beaucoup
leur accumulation et leur épaississement. Que les aliments solides
nettoient les enduits de la langue, il en résulte que c'est souvent
un meilleur moyen pour les faire disparaître, de faire mâcher longtemps un peu de pain bien sec à un malade que de lui administrer
des émétiques et des purgatifs.

« Que si les vomitifs nettoient quelquefois la surface de la langue,
c'est plutôt en déterminant des mouvements de la langue et du pharynx, que par suite d'une action sympathique de l'estomac sur la
langue. Les enduits de la langue sont quelquefois colorés par du
vin, du tabac, des pruneaux. Dans ces cas, la surface colorée occupe
surtout la partie postérieure et supérieure de la base de l'organe.

Ces couleurs existent d'une manière assez uniforme sur des enduits humides. »

Voici comment furent appréciées depuis les conclusions de M. le professeur Piorry par le Dr Rodier (1836), dans une dissertation inaugurale de Paris :

« Les causes de la sécheresse de la langue peuvent être ou le défaut de sécrétion de la salive et du mucus, ou l'absorption, ou enfin l'évaporation. Le défaut de sécrétion de la salive est très-rare.

« L'absorption à elle seule ne suffit pas à produire la sécheresse de la langue, mais l'évaporation donne l'explication suffisante de ce phénomène; toute cause qui oblige à respirer par la bouche tend à dessécher la langue.

« L'amélioration de la respiration déterminera donc principalement ce phénomène qui, par conséquent, coïncide plutôt avec la souffrance des organes respiratoires qu'avec celle de l'appareil digestif. »

L'auteur de la thèse admet la théorie de M. Piorry sur la formation des enduits; une seule chose l'embarrasse, il ne peut s'expliquer la formation d'un enduit blanchâtre par suite d'abstinence prolongée. Il cite dans sa thèse deux faits très-curieux qu'il emprunte à M. le professeur Rostan. Le premier de ces faits est celui-ci : « Je connais une dame, dit M. Rostan, chez laquelle la langue est, dans l'état de santé, habituellement recouverte d'un enduit blanc jaunâtre; lorsqu'elle devient malade, et lorsqu'elle est affectée d'irritation gastrique à laquelle elle est sujette d'ailleurs, la langue se nettoie. »

Le second de ces faits est le suivant. « Un médecin, dit M. Rostan, qui occupe aujourd'hui à la Faculté de médecine un rang honorable, fut atteint, il y a environ dix ou douze ans, d'une de ces affections thoraciques qui ont si souvent menacé son existence. Ayant été le voir vers la fin de sa maladie, il me pria d'examiner sa langue; je fus d'abord frappé de l'enduit brun qui la couvrait; le malade me regardait d'un œil observateur, et je tâchai de ne rien laisser paraître de l'impression que je recevais. Mais, ayant bientôt examiné les autres fonctions et reconnu qu'elles étaient en bon état, et surtout la circulation, je conclus en moi-même que ce signe n'était pas en rapport avec les autres, et que seul il ne pouvait être d'aucune valeur. Me défiant alors de sa réalité, je demandai au malade s'il n'avait rien pris qui pût lui colorer ainsi la langue. Il m'avoua aussitôt qu'il avait mangé du chocolat, et ce fut encore une leçon de clinique que je reçus de lui. » (Rostan, *Leçons de médecine clinique*, t. I, p. 251.)

Les extraits suivants du *Compendium de médecine pratique* de MM. Monneret et Fleury (1842), et du beau traité de M. Monneret sur la pathologie générale donneront une idée des opinions les plus accréditées aujourd'hui :

« Plusieurs personnes dont la santé est parfaite conservent toute leur vie une couleur blanchâtre à la surface de la langue. Le vin colore la langue en rouge violacé ; les pruneaux, le tabac, l'extrait de réglisse, lui donnent une teinte brunâtre, le lait une teinte blanche ; le quinquina, le ratanhia, la gelée de groseille, lui donnent une couleur rouge foncée.

« M. Piorry a raison d'avancer que la langue représente l'état de la circulation et de l'hématose plutôt que celui du tube digestif.

« La langue est humectée sans cesse par deux sortes de liquides ; l'un, sécrété par la membrane muqueuse, est acide, c'est le mucus lingual; l'autre est la salive, qui jouit de propriétés alcalines très-prononcées.

« M. le professeur Piorry, qui a étudié avec le plus grand soin les causes de sécheresse de la langue, fait remarquer que toutes les maladies des organes thoraciques ou du tube digestif (pneumonie, hypertrophie du foie, météorisme) qui apportent de la gêne dans la circulation et forcent les malades à respirer plus vite et plus largement que dans l'état naturel peuvent occasionner la sécheresse de la langue.

« Les enduits formés par le mucus sont blanchâtres et portent le nom d'*enduits muqueux*; les autres sont constitués par le mucus au-

quel s'ajoutent : 1° des liquides bilieux (enduit bilieux), 2° du sang,
3° des fausses membranes.

« M. le professeur Piorry pense que la source des enduits de la langue est la salive qui se dessèche, et que le mucus buccal y entre pour fort peu de chose. Nous ne saurions partager l'opinion de M. Piorry.

« La langue offre souvent dans les maladies un amas de mucosités colorées plus ou moins fortement en jaune par la matière colorante de la bile. L'enduit est tantôt d'un jaune clair, tantôt verdâtre ou d'un jaune foncé, érigineux ; comme tous les enduits, il est plus épais à la base qu'à la pointe.

« On désigne, en séméiologie, sous le nom de *fuliginosités*, les enduits noirâtres que présentent la langue, les dents et les autres parties de la bouche ; ces fuliginosités ne sont le plus ordinairement que du mucus desséché, mais souvent aussi la matière colorante du sang.

« Les enduits sanguinolents ou sanglants de la langue sont constatés tous les jours par les médecins dans les diverses maladies qui s'accompagnent de l'état morbide que l'on est convenu d'appeler *typhoïde*.

Dans sa *Pathologie générale* (1861), article *Enduits linguaux*, M. le professeur Monneret cherche les causes des enduits linguaux : 1° dans la langue : « Il faut les attribuer, dit-il, aux lésions de sécrétion du mucus et aux lamelles épithéliales ; d'autres causes y concourent : la desquamation abondante de l'épithélium et le mucus forment l'enduit blanc, mince, toujours acide qu'on observe sur la langue, surtout le matin avant toute espèce d'alimentation. A l'état morbide viennent s'ajouter la matière colorante de la bile sécrétée par les glandes mucipares, du pus, des produits pseudo-membraneux et les champignons du muguet. »

Après avoir indiqué une opinion de M. Sappey, exprimée dans le *Traité d'anatomie descriptive* de cet auteur (1850-52), où il soutient que les enduits de la langue sont formés surtout d'épithélium caduc détaché de la surface de cet organe, opinion très-remarquable sur laquelle nous aurons occasion de revenir, si nous en exceptons deux bonnes thèses de MM. Thomas et Augé, où nous ne trouvons rien de nouveau à citer, il ne nous reste plus qu'à parler d'un mémoire de M. Antoine Cros, publié dans la *Gazette hebdomadaire de médecine et de chirurgie*, en 1862 et 1863. Dans ce travail dont nous donnerons les conclusions, on trouve une remarque très-importante, au point de vue d'une exacte interprétation des faits sur les changements d'aspect que présentent les enduits, et sur les colorations qui ne dépendent que des lois d'opposition ou du contraste des diverses nuances de la lumière.

Voici les conclusions du travail de M. Antoine Cros :

I.

L'examen de la langue est loin d'avoir l'importance qu'on lui a longtemps attribuée et qu'on lui attribue encore au point de vue du diagnostic, mais son importance est assez grande au point de vue des signes pronostiques qu'il peut fournir.

II.

La rougeur hyperémique de la membrane muqueuse et de ses papilles peut être, dans quelques cas rares, essentielle. Elle est ordinairement liée à l'existence de divers états pathologiques de l'appareil digestif. On la rencontre presque aussi souvent dans les maladies des appareils circulatoire et respiratoire. Elle existe toutes les fois que la tête est congestionnée ; elle peut exister dans les affections apyrétiques ; mais il est très-rare qu'on ne la rencontre pas dans les maladies aiguës fébriles. Lorsque l'état fébrile est intense et persistant, il arrive fréquemment que l'hyperémie de la langue prend tous les caractères d'une véritable inflammation, d'une dermo-glossite.

III.

Il est facile de distinguer de l'hyperémie dont il vient d'être question, hyperémie essentiellement active, celle qui est l'expression d'une gêne de la circulation veineuse. Cette dernière donne à la langue une teinte rouge, violacée, uniforme, générale. Elle existe sans érection des papilles, sans modification des tissus. Ses causes les plus fréquentes sont les affections organiques des valvules du cœur.

IV.

La rougeur de la pointe de la langue ne paraît pas être le signe d'une irritation gastrique. Cette irritation, admise *a priori,* n'a jamais pu être constatée. Cette rougeur est quelquefois liée à la constipation. Il est vrai qu'elle a souvent lieu chez les personnes qui font un grand usage de mets ou de condiments excitants ; mais, dans ce cas même, il est difficile de savoir si elle est liée sympathiquement et d'une manière directe à un état subinflammatoire de l'estomac (état impossible à constater), ou si elle est le résultat de l'action que ces mets et ces condiments exercent soit directement sur ses propres tissus, soit sur la circulation générale et sur certaines portions du système nerveux. Souvent, dans les cas d'hyperémie très-légère des papilles, la langue n'est réellement rouge que lorsqu'elle est tirée et contractée. Si on l'examine alors qu'elle est encore dans la bouche, immobile et derrière l'arcade dentaire inférieure, on lui trouve sa coloration rose normale.

V.

Les enduits légers de la langue peuvent exister sans qu'il y ait même hyperémie des papilles ; il s'en produit fréquemment, dans l'état de santé, qui sont enlevés par les aliments solides ; ils restent au contraire et s'épaississent chez les personnes qui s'abstiennent d'aliments solides. L'hyperémie légère ne s'accompagne pas de ces enduits, ou du moins ils sont balayés par les aliments comme dans le cas précédent. Mais les causes qui produisent l'hyperémie intense ou la glosso-dermite déterminent aussi la formation d'enduits d'une épaisseur, d'une consistance, d'un aspect variables. Les enduits minces qui se forment même lorsque la bouche reste fermée pendant la veille et pendant le sommeil sont composés en très-grande partie de cellules pavimenteuses aplaties provenant de l'épithélium de la langue elle-même ; les autres sont surtout formés par la salive concrétée réduite par l'évaporation.

VI.

Il se forme des enduits épais et plus ou moins consistants toutes les fois que la respiration est fréquente, toutes les fois qu'elle est gênée, toutes les fois que les malades, pour une cause ou pour une autre, tiennent constamment la bouche ouverte, notamment toutes les fois que le sommeil est pénible et troublé par des souffrances diverses sans être absolument empêché.

VII.

C'est pour cela qu'on trouve des congestions actives de la langue, et qu'elle se couvre d'enduits très-épais dans les pneumonies, les pleurésies, dans les maladies aiguës du cœur, les entérites graves, dans les affections fébriles à manifestation cutanée, dans les affections septicémiques (dites typhoïdes), dans la plupart des maladies aiguës sérieuses.

La présence de ces enduits est une complication fâcheuse lorsqu'ils sont épais, qu'ils prennent un aspect jaunâtre, brunâtre, lorsqu'ils deviennent noirs, qu'ils acquièrent de la fétidité, causée soit par l'état septique du sang, soit par leur décomposition à l'air. Il est urgent alors de les enlever avec le plus grand soin : et lorsqu'ils cessent de se produire, lorsque la langue reprend peu à peu son aspect normal, on doit considérer ce signe comme de bon augure, pourvu que l'état des autres organes ne vienne pas le démentir.

VIII.

Il arrive souvent que les enduits de la langue, qualifiés de bilieux parce qu'ils offrent une teinte jaunâtre ou verdâtre, non-seulement ne sont pas bilieux, mais encore ne sont réellement ni jaunes ni verts. Si on les examine dans un vase après les avoir détachés de la surface de la langue, ils présentent une teinte d'un gris sale plus ou moins foncée, plus ou moins uniforme. On leur trouve le même aspect si on les regarde par un trou de 1 centimètre de diamètre percé dans une carte blanche qu'on place sur la langue. Ces apparences de coloration sont dues à ce que la langue étant rose, rouge vif ou rouge violacé plus ou moins intense à sa pointe, sur ses bords et sous les enduits, ces derniers, qui en occupent le centre, se colorent des nuances complémentaires. Il n'y a là qu'une application fort simple de la loi des oppositions des couleurs.

CHAPITRE II

FORMES, COLORATIONS ET ASPECTS DIVERS DE LA LANGUE.

Bien que fort éloigné d'admettre tous les signes que les médecins de tous les temps ont cru pouvoir tirer de l'inspection de la langue, nous sommes tout aussi loin de vouloir diminuer son importance

au point de vue de la diagnose. La langue est un organe esssen-
tiellement vasculaire, doué de mouvements très-variés et très-éten-
dus (elle est peut-être de tout le corps la partie qui possède la plus
grande mobilité à ce point de vue); elle est revêtue par une membrane muqueuse, qui, se continuant avec celle du pharinx, de l'œso-
phage, des fosses nasales, des conduits de l'air, peut participer aux
états morbides divers que toutes ces régions peuvent présenter. Elle
est douée d'une sensibilité tactile très-délicate et possède, en outre,
une sensibilité spéciale, le sens du goût. Ses fonctions sont extrêmement importantes et multiples. Il est donc certain qu'elle doit
fournir des signes de la plus haute valeur dans la plupart des maladies, et l'on peut dire même dans toutes celles où des fonctions
importantes et d'ordre général sont troublées.

Celles des colorations que l'on rencontre le plus souvent dans les
maladies, et qui ont le plus souvent frappé les observateurs, sont
celles que l'on nomme les rougeurs de la langue. Ces rougeurs sont
de plusieurs espèces, que nous allons successivement étudier ainsi
que les autres colorations que la langue peut présenter dans l'état
pathologique.

La rougeur générale, vive, uniforme, sans sécheresse, sans enduits, sans inflammation des papilles du goût ni de la membrane
muqueuse, et de nature purement hyperémique, survient toutes les
fois que les vaisseaux de la langue contiennent plus de sang qu'à
l'état normal; elle a lieu, par conséquent, lorsque sous l'influence
d'une cause quelconque la tête se congestionne. Elle est toujours
facile à reconnaître aux caractères que nous venons d'indiquer; on
peut dire qu'elle n'est que l'exagération de la couleur rouge carmi-
née qui caractérise l'état normal. Elle existe presque toujours d'une
manière permanente dans la pléthore sanguine générale (panhyperé-
mie de M. Piorry); on peut la rencontrer quelquefois aussi dans
les maladies du cœur.

Cette coloration ne peut donc, dans ces divers cas, donner des indications précises que lorsque d'autres moyens de diagnostic auront déterminé les causes qui la produisent ; lorsque, par exemple, le plessimétrisme organographique du cœur et du foie aura montré les caractères de la pléthore, lorsque les mêmes procédés aidés et conrfimés par l'auscultation auront fait découvrir la lésion du cœur, lorsque les autres signes de la congestion cérébrale ou plutôt céphalique auront été reconnus.

La scarlatine produit une rougeur plus vive encore que la précédente ; mais, outre les circonstances pathologiques où cette espèce de rougeur apparaît, on remarquera que la membrane muqueuse n'est pas comme dans le cas précédent dans son état de parfaite intégrité, elle est comme enflammée, un peu durcie quelquefois, la langue paraît moins molle que de coutume, elle est à certains moments fendillée, couverte d'enduits, etc. La teinte de la rougeur est d'ailleurs différente ; elle est ordinairement beaucoup plus vive.

Une coloration analogue et plus vive encore peut-être a lieu dans cette sorte d'intoxication produite par l'usage des moules ou de divers poissons comestibles placés probablement dans des conditions particulières ou ayant subi une sorte de décomposition putride de nature spéciale. Les téguments externes ainsi que la langue deviennent dans ces cas d'une teinte presque écarlate. Le diagnostic ne peut présenter de grandes difficultés, les commémoratifs en fournissent la meilleure confirmation.

Quand les rougeurs générales de la langue se rapprochent du violet, on peut en conclure que la congestion est passive et que le sang veineux en fait presque seul les frais.

Cet état se rencontre dans plusieurs genres d'affections du cœur, dans presque toutes les variétés d'asthme, c'est-à-dire toutes les fois que la circulation trouve quelque obstacle soit dans le cœur et les gros vaisseaux, soit dans quelques parties de l'appareil respiratoire. Un état variqueux essentiel des veines de la langue, tout obstacle venant à gêner sa propre circulation sans rien changer à l'état des autres or-

ganes, comme par exemple l'oblitération des veines de la langue
peut donner à cet organe le même aspect, mais les cas de ce genre
sont fort rares.

A côté de cette rougeur violette, on doit placer la couleur cyano-
sée que l'on rencontre dans la persistance du trou de Botal, dans
les asthmes nerveux cardiaques ou bronchiques poussés jusqu'à
l'asphyxie, dans tous les cas d'asphyxie, dans la période algide du
choléra.

Dans tous ces cas, la teinte que présente la langue n'acquiert une
signification séméiologique précise que par sa concordance avec les
autres signes de ces troubles ou des lésions qui les produisent.

Plusieurs aliments, le vin rouge, surtout celui des contrées méri-
dionales, certains raisins, les framboises, quelques variétés de cerises,
plusieurs autres fruits, donnent à la langue des teintes parfois assez
semblables à celles que nous venons d'étudier.

On reconnaîtra facilement les colorations ainsi produites avec un
peu d'attention. On s'apercevra que la teinte est comme superficielle,
qu'elle modifie la surface humide et brillante de la muqueuse, que
la salive en est imprégnée ; que s'il existe quelque enduit, il est plus
coloré que le reste de la langue, tandis que le contraire a lieu dans
les cas de coloration propre de la substance même de la membrane
glossique ; alors en effet les enduits ne se colorent que par demi-
transparence, et plus ils sont épais moins ils présentent les nuances
rouges ou violacées dont il sagit. Les signes commémoratifs éclairent
toujours la diagnose ; mais il faut pour l'honneur du médecin qu'il
ait porté son jugement avant de les connaître.

Nous parlerons plus loin des colorations des enduits ; mais en
nous occupant des colorations de la membrane muqueuse linguale,
nous ne pouvons passer sous silence la coloration jaune de la face
inférieure de la langue dans les cas d'ictère ou cholémie. Cette coloration est très-manifeste ; elle appartient à la présence de la matière
colorante de la bile dans les capillaires de la région et non pas à la
surface même de la membrane ; on voit là le sang bilieux par trans-

parence, de même que la transparence des artérioles le fait paraître rouge, et celle des veines bleu. Dans les autres régions, la langue, dans beaucoup de cas de cholêmie, peut être rosée comme dans l'état normal, ou présenter une légère teinte comme cuivrée qui alors occupe toute son étendue et se mêle intimement à cette teinte rosée normale. C'est là, comme nous le démontrerons plus tard, à peu près la seule coloration de la langue que l'on puisse appeler bilieuse, sans faire de métaphore, les autres, celles notamment des enduits, étant dues à des causes toutes particulières du nombre desquelles la présence de la bile doit être à peu près complétement exclue.

Pour achever ce qui regarde les colorations uniformes ou d'ensemble que la langue peut présenter sous les enduits et mieux encore sans enduits, il nous reste à parler de sa pâleur habituelle, l'un des meilleurs signes de la diminution de la quantité générale du sang et des globules rouges de ce liquide. On peut dire que cette pâleur est toujours une expression d'anémie ou d'hypémie, soit que la syncope ait en quelque sorte vidé les vaisseaux de la tête, soit que la quantité générale du sang ait subi par défaut de nutrition comme dans la chlorose ou par suite d'une hémorrhagie une réduction sensible, elle coïncide presque toujours avec une coloration semblable des lèvres, des parois internes des joues, de la membrane muqueuse palatine, gingivale, pharyngienne, etc., à moins que l'une de ces parties ne présente un état phlegmasique local ou une hyperémie accidentelle.

On ne saurait, avec la plus légère attention, confondre cette pâleur de la langue avec l'enduit blanc rosé que dans quelques circonstances, et très-souvent dans la plus parfaite santé, recouvre toute sa face supérieure, l'examen des bords et de la face inférieure de l'organe suffirait pour lever tous les doutes s'il en restait dans l'esprit du médecin.

Reste maintenant la question des colorations partielles de la langue et plus spécialement des rougeurs hyperémiques ou inflammatoires qui présentent cette condition.

La pointe de la langue est souvent rouge. Si on la regarde de près on s'aperçoit que ses papilles sont turgescentes et d'un rouge vif. Quant à la prétendue rougeur des bords, elle est due à ce que le milieu étant recouvert par un enduit blanc grisâtre ou diversement coloré, les bords où l'enduit ne s'est pas formé paraissent plus rouges par l'effet du contraste (Piorry).

Dans d'autres cas, lorsque toute la langue est rouge, un enduit légèrement translucide étendu sur le milieu simule la coloration normale, et les bords paraissent alors plus colorés que tout le reste de sa surface.

Ces rougeurs, comme on l'a tant répété depuis Broussais, sont-elles le signe d'une irritation gastrique ou d'une inflammation soit de l'estomac, soit de quelque autre partie du tube digestif ? Elles coïncident souvent, sans doute, avec ces états morbides ; mais combien ne les observe-t-on pas plus souvent dans les fièvres intermittentes, sans gastropathie notable, dans les maladies de l'appareil respiratoire et dans une foule d'autres cas.

Voici une série de faits appartenant à divers cliniciens, que nous avons trouvés consignés dans la thèse de M. Godefroy Reignière. Les opinions de quelques-uns d'entre eux ont beaucoup contribué à donner aux rougeurs en question la signification qu'on leur attribue encore. Ces faits démontrent à combien d'exceptions, même de l'aveu des observateurs qui les ont recueillis, est sujette cette prétendue loi de sympathie entre la langue et la muqueuse gastrique.

1re *série*. Faits dans lesquels l'estomac est sain et la langue altérée :

Observation VIIIe, page 46, extraite du livre de M. Rostan (*Ramollissement du cerveau*). La surface interne de l'estomac ne laissa voir aucun indice d'inflammation ; la langue se montra rouge et sèche.

Dans le traité de Laënnec (*Auscultation médiate*, t. II, p. 29), on trouve une observation d'œdème des poumons, avec ascite et anasarque, dans laquelle la langue se montra humide, mais très-rouge. L'ouverture du cadavre fit voir une muquèuse gastrique intestinale, d'un blanc sale, sans aucune trace de rougeur.

2ᵉ *série*. Faits dans lesquels l'estomac est malade et la langue dans un état physiologique :

Observation extraite de la *Clinique médicale* de M. Andral. Langue humide et de couleur ordinaire. La surface interne de l'estomac présenta, le long de la grande courbure, six à huit petites ulcérations superficielles du diamètre de 1 centimètre ; la muqueuse était rouge dans leur intervalle.

Observation extraite du *Traité des phlegmasies chroniques* (Broussais), t. II, p. 38, 2ᵉ édit. (gastrite aiguë et apyrétique). Langue très-nette ; membrane muqueuse des voies alimentaires rouge foncé, épaissie depuis l'orifice cardiaque jusqu'à l'anus.

Observation VIᵉ, même volume, p. 41. Gastrite moins aiguë ; la langue avait été nette, la muqueuse gastrique épaissie, rouge et fongueuse.

Enfin M. le Dʳ Antoine Cros s'exprime ainsi dans la *Gazette hebdomadaire*, t. IX, p. 822, n° 52 et année 1862 :

« Quand la membrane glossique est le siége d'une congestion sanguine persistante, la langue est pointue, d'un rouge vif, particulièrement à son extrémité et sur ses bords. Si on l'examine de près, on y découvre une multitude de points rouges, arrondis, saillants, qui ne sont autre chose que des papilles congestionnées ou plutôt enflammées ; une forte loupe fait voir cela de la manière la plus nette. Le malade éprouve au bout de sa langue un peu de gêne, un sentiment de sécheresse et de chaleur : il lui semble que la salive devient plus visqueuse ; et toutes ces sensations sont plus marquées, s'il fait usage de mets, de boissons ou de condiments excitants.

« Cet état, considéré si longtemps comme le signe pathognomonique d'une irritation ou d'une inflammation gastrique, nous paraît être purement et simplement une congestion ou une inflammation des papilles du goût, qui souvent, en effet, coïncide avec des affections du tube digestif. Il peut être et il est souvent lié à des phlegmasies du poumon, plus rarement de l'intestin ; mais très-souvent aussi il existe seul, lorsque tout l'appareil splanchnique du thorax et de l'abdomen est dans l'état le plus physiologique.

«Cette maladie ou plutôt cette monorganie peut être passagère ou chronique, et dans quelques cas elle est assez rebelle. »

OBSERVATION Ire. — Une jeune femme de chambre vient un jour nous consulter pour une maladie de l'estomac, disait-elle ; en même temps, elle nous montre une langue présentant au plus haut degré les caractères ci-dessus décrits. Nous examinons avec soin la région épigastrique. Rien de particulier n'attire notre attention : aucun trouble de la digestion, bon appétit habituel, menstrues régulières, à peine un peu de constipation, comme on la rencontre sur les 7 dixièmes des femmes bien portantes (*in aere parisiensi*). C'est là tout ce que la malade éprouvait ; elle ne se plaignait de l'estomac qu'à cause de l'état de sa langue.

L'esprit de Broussais agissait sur elle, et le symptôme qu'elle avait observé l'avait conduite à faire son petit diagnostic. C'est ainsi qu'on reconnaît les idées théoriques de Galien ou d'Hippocrate dans les croyances médicales de la foule.

Malgré nos doutes sur l'existence, chez cette jeune fille, d'une phlegmasie ou même d'une simple irritation gastrique ou intestinale, nous lui prescrivîmes un traitement destiné à faire disparaître ou du moins à calmer cette prétendue inflammation du tube digestif, si elle eût existé.

Ce traitement ne modifia que très-peu l'état de la langue ; quelques verres de limonade purgative, pris le matin, vainquirent la constipation, et l'habitude d'aller chaque jour à la garde-robe étant imposée à la malade, empêcha que cet accident ne se reproduisît. L'état subinflammatoire ou congestif de la langue persistait ; ce n'est enfin qu'en traitant la maladie de la langue elle-même au moyen de gargarismes émollients d'abord, astringents ensuite, et employant les drastiques à plusieurs reprises, que nous la fîmes disparaître.

« A côté de ce fait, il ne sera pas sans intérêt peut-être d'en placer un autre qui n'offre cependant pas plus que lui de raretés nosologiques. »

OBS. II. — Je fus appelé, il y a quelques années, pour donner des soins à une jeune dame de Turin. Mme C...., âgée de 18 ans, malade à cette époque, depuis seize mois, et se trouvant vers le milieu du septième d'une première grossesse. Voici l'état dans lequel se trouvait cette dame : pâleur excessive de tout le tégument externe ; conjonctives palpébrales, aussi bien que la peau, complétement blanches ; pouls filiforme, faible, assez irrégulier, fréquent ; veines cutanées à peine apparentes, représentées par des filets violacés ou même presque rosés en quelques points, n'ayant aucune saillie. Le bras étant élevé verticalement, ainsi que l'a recommandé M. Piorry, le pouls ne se perçoit plus ; une teinte verdâtre est répandue sur divers points du visage, surtout vers l'ovale inférieur ; les yeux sont vifs et brillants. Au toucher, la peau paraît un peu plus sèche qu'à l'état normal ; sa température est assez élevée. L'auscultation médiate fait entendre un bruit de souffle assez fort dans les carotides, surtout à gauche ; la percussion fait reconnaître une sonorité parfaite des poumons, absolument égale des deux côtés ; le plessimétrisme me fait voir un cœur et un foie extrêmement petits. La malade est atteinte, depuis deux ou trois mois, de diarrhée séreuse très-rebelle, accompagnée de douleurs intestinales et de cuisson à l'anus, de douleurs gastriques souvent vives, que provoquent la pression, le simple contact de la région, l'ingestion des aliments. Les substances les plus faciles à digérer sont rejetées immédiatement après avoir été prises ; le pain, toute espèce de viande, la plupart des légumes, ne peuvent être supportés ; 1 centième de vin dans l'eau provoque un sentiment de chaleur intense, suivi bientôt de douleurs intolérables, et augmente l'hydrentérorrhée. La langue de Mme C..... est sèche, dure, pointue, râpeuse, d'un rouge vif ; elle présente tous les signes d'une véritable glosso-dermite. Comment ne pas saisir le rapport qui existe entre cet état de la langue et la gastrite, maladie plus rare qu'on ne le croyait il y a trente ou quarante ans, mais qu'il est impossible de méconnaître dans le cas que nous venons de retracer ? Ajoutons que Mme C..... pouvait à peine marcher, qu'elle avait des syncopes, ce dont son mari était profondément affecté. Ce n'est pas seulement le mal qui l'avait mise dans ce triste état ; l'art s'en était mêlé. Le simplisme des divers médecins qu'elle avait consultés à l'étranger avait porté les uns à ne voir que la gastro-entérite et à prescrire de nombreuses sangsues à l'épigastre, les autres, à ne voir que la chlorose et à administrer bravement du fer et des toniques, qui n'avaient fait qu'augmenter la phlegmasie de l'appareil digestif. Au moyen d'un traitement presque tout hygiénique, aidé d'un peu de sous-azotate de bismuth et de quelques lavements émollients d'abord, astringents ensuite, je fus assez heureux pour voir les fonctions digestives se rétablir peu à peu, la diarrhée diminuer, puis disparaître, l'état de la langue se modifier en même temps, l'accouchement arriver à terme et s'effectuer sans accidents. Enfin la malade put retourner dans son pays, deux mois après son accouchement, dans un état voisin de la plus parfaite santé.

Indépendamment des colorations que la langue peut présenter, il est beaucoup d'autres circonstances qui peuvent servir à déterminer les conditions pathologiques dans lesquelles se trouve le malade observé ; le volume, la direction, la forme de la langue, par exemple, peuvent, dans certains cas, donner des indications précieuses, pourvu *qu'on rapporte ces signes* divers *aux conditions* (1) qui leur correspondent, et non pas à des groupes nosologiques déterminés.

Lorsque la langue est contractée dans la plupart de ses organes musculaires, elle prend une forme étroite et pointue. Il arrive alors souvent que les papilles de son extrémité deviennent plus volumineuses et plus rouges. Elles perdent dans des cas pareils, comme l'a très-bien démontré M. Piorry, cet aspect turgide et cette coloration intense lorsqu'on examine la langue dans la bouche, en engageant le malade à la laisser derrière l'arcade dentaire inférieure dans un état de relâchement complet. Mais nous ne pensons pas que la contraction musculaire soit la cause unique de la turgescence et de la rougeur des papilles, car lorsque la langue est dans son état parfaitement normal, quelle que soit la contraction de ses muscles, les papilles ne changent presque pas de couleur, et, dans d'autres circonstances ces mêmes papilles restent très-rouges, même lorsque la langue n'est nullement contractée.

On ne peut confondre la rétraction inflammatoire de la langue qui coïncide si souvent avec la dessiccation de sa surface, fréquente surtout dans les affections thoraciques graves et dans les grandes fièvres abdominales, avec la simple contraction de ces muscles. L'aspect de sa membrane muqueuse, l'état de sa surface où l'on observe des rougeurs plus ou moins foncées, des enduits plus ou moins épais et desséchés, suffit pour établir le diagnostic différentiel.

---

(1) Cette excellente formule appartient à M. Henri Favre.

On doit tenir compte aussi de la faiblesse du malade qui l'empêche de tirer la langue au dehors, et de l'état où se trouvent chez lui
le sens de l'ouïe et l'intelligence.

· Cependant, il faut remarquer que ces influences si évidentes et
dont les effets sont si marqués, ont été certainement exagérées ; et
nous avons vu très-souvent, dans des cas de fièvre typhoïde grave,
au moment où la septicémie paraissait avoir presque anéanti les
fonctions supérieures, nous avons vu M. Piorry rendre aux malades
la faculté de parler, en humectant simplement avec un peu d'eau ou
de tisane leur langue desséchée et racornie par le passage constant
de l'air et par l'ensemble des causes que nous étudions dans ce travail.

Lorsque la langue est molle et large, et qu'elle reste dans cet
état, elle est ordinairement pâle, et très-souvent sa face palatine
couverte d'un enduit blanchâtre dont nous parlerons plus loin. Cet
état est en rapport presque constant avec l'anémie (mieux nommée
hypémie), celle surtout qui suit les grandes hémorrhagies, celle qui
constitue le caractère principal dé la chlorore, etc. etc. On l'observe
souvent après une longue abstinence ; elle est toujours l'expression
d'une certaine hyposthénisation du système nerveux, qu'on doit
considérer comme poussée très-loin, lorsque le malade ne peut assez
contracter les muscles glossiques (notamment les génio-glosses),
pour que la face supérieure de la langue apparaisse à l'extérieur.

Le volume de la langue est aussi sujet à des variations remarquables. L'inflammation érysipélateuse de sa membrane muqueuse peut
en être la cause ; mais, comme nous l'avons vu, c'est au contraire,
dans d'autres cas, sa rétraction que l'on observe sous l'influence
d'un état phlegmasique.

Lorsque l'augmentation de volume est due à quelque gêne de la
circulation, elle s'accompagne de colorations caractéristiques dont
nous avons déjà parlé. La mercurialisation accidentelle ou provoquée
dans un but thérapeutique, produit, presque toujours, une augmen-
ation très-notable du volume de la langue. Dans ces cas, l'odeur

toute spéciale de l'haleine, quelquefois la coïncidence de la salivation
et les commémoratifs, suffisent presque toujours pour établir la
diagnose.

Ce serait peut-être ici le lieu de parler des deux traînées de salive
occupant les deux côtés de la langue, à quelque distance des bords,
et convergeant vers la pointe, que Chomel a données comme signe
pathognomonique de cet état mal déterminé, dans ses causes et dans
ses conditions, que l'on nomme *dyspepsie*. Sans doute, on ne peut
nier que ces agglomérations linéaires de salive un peu visqueuse
n'apparaissent dans quelques cas où les digestions sont troublées ;
mais la valeur précise de ce signe, comme élément diagnostique,
n'a pas été déterminé ni par Chomel, ni par aucun pathologiste
après lui. Nous ne mentionnerons que pour mémoire les cas où la
langue se couvre d'ulcérations, de fausses membranes, de muguet, et
d'autres productions parasitaires dont quelques-unes font partie
essentielle des enduits, comme nous le démontrerons plus loin.
Nous ne nous étendrons pas davantage sur les directions, les mouvements, les tremblements de la langue, sur son état fendillé résul-
tant toujours d'un défaut de rapport entre l'état de sa membrane
muqueuse et celui de ses muscles.

Nous ne dirons que peu de chose de l'acidité et de l'alcalinité de
la salive, dont nous avons mentionné les variations dans les observations sur lesquelles nos conclusions sont établies.

Les propriétés chimiques des enduits ou des liquides de la bouche
ne nous ont rien révélé d'important, au point de vue du diagnostic
ou du traitement ; nous avons constaté seulement que les auteurs
qui s'en sont occupés avant nous ont singulièrement exagéré la
constance de ces caractères, et se sont trop hâtés de conclure sur un
petit nombre d'observations ou d'expériences. Mais ces études diverses nous entraîneraient trop loin et tout à fait hors du cadre que
nous nous sommes donné. Abordons maintenant les questions relatives à la nature des enduits, à leurs aspects, à leurs colorations, à
leur composition et à leur signification séméiologique.

CHAPITRE III

DES ENDUITS QUI RECOUVRENT LA LANGUE DANS LES MALADIES.

1° *Enduit épithélial.*

Nous appelons *enduit épithélial* celui qui est constitué en grande partie par une couche plus ou moins épaisse de cellules épithéliales caduques, détachées de la membrane muqueuse de la langue ou à demi adhérentes à cette membrane, et d'une certaine quantité des parasites que nous étudierons postérieurement. Cet enduit est blanc; il recouvre souvent toute l'étendue de la face palatine de la langue; quelquefois il laisse la pointe et les bords à découvert, et ceux-ci paraissent d'un rouge plus vif qu'à l'état normal par un simple effet d'opposition de ton. La partie de la langue recouverte d'enduit épithélial affecte parfois une forme ogivale, lancéolée ou parabolique; dans d'autres circonstances, le centre seul se recouvre de cet enduit. Les enduits de toute autre espèce présentent fréquemment les mêmes dispositions.

Dans quelques cas, on le voit présentant comme des solutions de continuité, et la membrane muqueuse qu'il recouvre apparaître dans les lacunes avec l'aspect d'une plus vive coloration.

Les lacunes elles-mêmes se recouvrent d'une légère couche d'enduit épithélial après quelques heures, et lorsque de nouvelles plaques sont détachées et enlevées par une cause quelconque, la langue paraît d'une teinte blanche comme rosée, tigrée, ou tachée de plaques rouges ou rosées de diverses nuances. L'enduit épithélial présente souvent une teinte grisâtre, qui marque le passage insensible qui sépare cette espèce d'enduit de celle que nous allons décrire immédiatement après. Quelles sont les circonstances qui donnent naissance à l'enduit épithélial? Écartons tout d'abord l'inflammation ou la fièvre, les phlegmasies de la langue, aussi bien que celles d'organes plus éloignés, n'invoquons point, pour nous rendre compte des faits, des théories plus ou moins ingénieuses sur les sympathies, ou sur d'autres conditions vitales aussi difficiles à saisir. L'irritation paraît n'être pour rien dans la production du phénomène que nous étudions en ce moment, et si les causes les plus diverses ont été supposées pour l'expliquer, c'est qu'on l'a souvent attribué à des troubles morbides qui ne s'y rattachaient pas directement, et qui souvent ne faisaient qu'apparaître simultanément sous l'influence d'autres causes pathogéniques.

L'abstinence pure et simple des aliments solides suffit pour le faire apparaître; la langue paraît alors s'en recouvrir tout simplement, parce que les frottements ordinaires que subit sa surface dans les mouvements qui servent à mettre la nourriture en rapport avec les diverses parties des arcades dentaires ne débarrassent pas cette surface de l'excès des éléments hystologiques épithéliaux, véritable sécrétion solide qu'elle produit.

La diète simple, un peu prolongée (lorsque aucune autre cause ne vient s'y mêler) donne à la longue la coloration blanchâtre de cet enduit, lors même que la langue reste toujours humide, et que la bouche ne cesse pas d'être fermée pendant le sommeil.

On voit apparaître aussi l'enduit blanc dans d'autres circonstances, et on peut dire qu'il entre en quelque sorte dans la composition de tous les autres enduits; mais on l'observe quelquefois en dehors de toute abstinence d'aliments solides. On le voit alors naître dans une durée très-courte. Il est dû presque toujours, dans ce cas, à ce que la bouche étant ouverte pendant le sommeil, la salive subit une certaine transformation, et tend à devenir concrète, desséchée par le passage constant de l'air; mais, dans cette circonstance (qui ne peut d'ailleurs rendre raison de tous les cas), l'enduit est plutôt grisâtre que blanc.

Nous pensons que, dans beaucoup de cas, l'enduit épithélial se forme sans qu'il y ait de maladies gastriques ou intestinales, et de la même manière que les dermatoses furfuracées qui peuvent coïncider avec une bonne santé générale ; il existe alors une véritable dermie épithéliale de la langue, et c'est surtout dans les cas de ce genre que les taches roses ou rouges formées par des solutions de continuité de l'enduit s'observent le plus souvent. Ces faits sont peut-être plus nombreux qu'on ne le pense, mais l'idée préconçue qui oblige en quelque sorte le médecin à ne considérer la langue que comme une source de renseignements concernant d'autres organes l'empêche souvent de les apercevoir dans leur simplicité.

Le même phénomène de chute partielle et par places isolées se produit pour plusieurs espèces d'enduits, et spécialement lorsque le derme de la membrane muqueuse est lui-même fortement congestionné et même enflammé. Cette véritable desquamation s'opère tantôt dans le cours, tantôt dans la convalescence de plusieurs espèces de maladies aiguës, et tout aussi bien dans certaines périodes des maladies chroniques, notamment dans les diverses formes de la phthisie.

L'inconvénient principal de cet enduit est de diminuer la saveur des aliments et l'appétit (ce dernier effet n'étant sans doute que la conséquence du premier). Il est vrai que souvent le contraire peut avoir lieu, savoir : que l'anorexie produise l'enduit blanchâtre. Cependant l'observation démontre souvent que, cet enduit enlevé, l'appétit reparaît, ou du moins augmente d'une manière notable ; d'ailleurs, il arrive ici (comme cela se voit si souvent en médecine) que l'effet devient cause à son tour au grand détriment du malade, si ces menus détails échappent à l'attention du médecin. Dans certains moments de la convalescence des affections graves aiguës, et dans quelques maladies chroniques, cet inconvénient peut devenir extrêmement sérieux, en général, toutes les fois qu'il est nécessaire de nourrir les malades. — Insister longtemps sur ce point serait superflu. — Il est donc nécessaire de traiter cet état pathologique de la langue par des moyens dont nous parlerons plus loin.

2° *Enduit épithélio-sialique.*

Grisâtre, plus épais que le précédent, quelquefois moins adhérent : cet enduit se compose en grande partie des éléments de la salive desséchée; c'est-à-dire qu'il contient du mucus et des cellules d'épithélium. Il contient en outre plusieurs espèces de parasites végétaux dont nous parlerons plus loin. C'est celui qu'on observe le plus fréquemment chez les malades. Il se produit toutes les fois que ceux-ci dorment la bouche ouverte, il se produit de la même manière chez les individus bien portants. On a cru longtemps que ce produit d'excrétion, accumulé sur la langue, provenait des glandules qui se trouvent à la base de cet organe; mais il est bien démontré aujourd'hui que ces glandules ne sécrétent que de la salive : d'ailleurs l'enduit en question se trouve sur les gencives et même sur les dents où on ne sera pas tenté de rechercher des glandules spéciales qui le sécrètent.

M. le professeur Piorry, dans les expériences consignées dans le mémoire de 1835, a cherché à l'imiter en faisant évaporer lentement de la salive dans une étuve à 31 degrés. Il a, du même coup, déterminé certaines conditions de l'origine des autres enduits, en remarquant les changements de couleur survenant à mesure que la dessiccation était poussée plus loin, depuis le blanc-grisâtre jusqu'au noir, en passant par une teinte jaune-brunâtre, dont nous aurons à parler ci-après.

On conçoit que, le temps aidant, cet enduit s'épaississe par la dessiccation d'une plus grande quantité de salive, par l'adjonction de nouvelles couches d'épithélium desquamé, si les causes qui l'ont fait naître persistent ou augmentent d'intensité. Dans ces circonstances, il arrive très-fréquemment que la membrane muqueuse de la langue est congestionnée, phlegmasiée, et présente une rougeur intense ; c'est là ce qui a fait donner à l'état pathologique que nous venons de décrire, le nom de *glossite sécrétoire*, basé sur une appréciation de faits conçue presque *a priori*, et qu'une plus exacte connaissance des organes sécréteurs de la langue suffit pour faire abandonner. Quant au nom de glossite muqueuse employé quelquefois, il est évidemment plus en rapport avec la réalité, puisque la présence du mucus dans ces enduits n'est pas douteuse, mais il donne aussi bien une fausse idée de ce qu'il doit représenter, puisque ce mucus provient uniquement de la salive qui en contient normalement une petite proportion ; puisque, surtout, ce n'est pas à ce mucus qu'il faut attribuer, comme on pourrait le croire, l'aspect particulier de quelques variétés de cette espèce d'enduit, que nous désignons avec plus d'exactitude sous le nom d'enduit *épithélio-sialique*.

Comme l'a très-bien fait remarquer M. le professeur Piorry, cet enduit se rencontre principalement quand les organes respiratoires sont gênés dans leurs fonctions, soit que quelques parties de l'arbre trachéo-bronchique ou du parenchyme pulmonaire soient malades, soit qu'une cause quelconque obstrue les fosses nasales, empêche d'une manière quelconque le passage de l'air dans les narines, soit que les muscles inspirateurs, affaiblis ou demi-paralysés, fassent mal leurs fonctions, soit que le centre nerveux respiratoire, le nœud vital de M. Flourens, soit lui-même le siége de quelque trouble dynamique ou de quelque lésion, soit qu'un liquide épanché dans la plèvre ou dans le péricarde produise des effets analogues, soit enfin que le diaphragme soit soulevé (anadiaphragmie, épidiaphratopie de M. Piorry) par une accumulation de gáz dans le tube digestif abdominal ou par une hypertrophie ou tuméfaction quelconque du foie, une inflammation du péritoine. On comprend que toutes ces causes, et quelques autres que nous omettons sans doute, peuvent agir soit séparément, soit simultanément dans une foule de maladies de l'abdomen ou du thorax de manière à produire nécessairement l'enduit épithélio-sialique qui, sous l'influence de la persistance des mêmes causes, prend des caractères particuliers, dus en grande partie aux influences atmosphériques communes, dont l'étude sera le sujet du paragraphe suivant.

3° *Enduits altérés.*

Dans le cours des fièvres graves, dans certaines pneumonites, après certaines apoplexies d'origine encéphalique où des troubles généraux persistent sous l'influence de lésions des centres nerveux, dans tous les cas où la pneumonhémie hypostatique tend à se former, et dans beaucoup d'autres circonstances dont le caractère commun est de présenter presque toujours une extrême gravité, les enduits sialiques, ou si l'on veut épithélio-sialiques, donnent naissance en plus grande abondance aux productions parasitaires, s'épaississent considérablement, se dessèchent par places et constituent ces croûtes noires qu'on appelle *fuligines* ou *fuliginosités*

Dans les points où leur dessiccation ne peut s'opérer, ils subissent l'influence décomposante de l'air, de la température élevée due à la fièvre, et, dans certains cas, celle des altérations du sang dont la salive peut recevoir l'action même avant de sortir par les conduits excréteurs des glandes qui la génèrent. De là l'odeur aigrelette d'abord, absolument fétide plus tard, qu'on observe dans les cas dont nous venons d'indiquer les principaux genres. Parmi les influences septiques que nous venons de signaler, nous pensons que l'action combinée de l'air atmosphérique et de la chaleur doit être placée en première ligne, même dans les maladies qui présentent au plus haut degré les caractères de l'état typhoïde. Pour faire adopter notre opinion à cet égard, nous n'aurions qu'à rappeler quelle transformation rapide l'air fait subir (sans même qu'il y ait contact immédiat) au pus des abcès contenus dans les parois des cavités qui donnent normalement passage à ce fluide; quelle fétidité accompagne la suppuration du tissu cellulaire sous-muqueux de la bouche ou des fosses nasales, par exemple, en dehors de toute espèce d'altération du sang et des autres humeurs.

Nous ne dirons rien des degrés de putréfaction que peuvent présenter les enduits. Ils sont soumis aux conditions d'ensemble que nous venons de signaler, et le passage des uns aux autres de ces degrés est d'autant plus prompt que les causes agissent avec plus d'intensité.

On comprend combien il est important d'éloigner ces causes et surtout d'enlever à mesure qu'ils se forment ces enduits affreux, ces véritables sources de septicité dont la présence peut, dans certains cas, déterminer la mort, ne serait-ce que comme la dernière goutte qui fait déborder le vase.

C'est à M. Piorry, le premier, qu'appartient le mérite d'avoir appelé sur ce point l'attention des praticiens qui, avant lui, ne considéraient ces enduits que comme des signes diagnostiques, oubliant que la langue est un organe et non pas un miroir, oubliant que la bouche est employée à des fonctions fort importantes à considérer dans l'état de maladie ou dans la santé, qu'elle livre passage à l'air respiratoire et aux liquides alimentaires ou médicamenteux ; de plus, qu'elle fait subir aux aliments solides une élaboration indispensable à leur assimilation ultérieure.

L'observation suivante, empruntée au mémoire de M. Antoine Cros, démontre parfaitement la nécessité de s'occuper des enduits non-seulement au point de vue de leur signification séméiologique, mais encore à celui des dangers qui s'attachent, dans beaucoup de cas, à leur présence. Nous donnons cette observation, très-concise en elle-même, avec les réflexions qui l'accompagnent, parce que dans ces réflexions se trouve habilement discutée la nature des enduits.

« Le nommé P....., tailleur, âgé de 46 ans, d'une complexion débile, maladive, paraissant plus âgé qu'il ne l'est réellement (on l'aurait autrefois qualifié de cacochyme), n'a été guéri à grande peine, dans le second trimestre de l'année 1861, d'une ancienne splénomégalie qui se manifestait par de très-violents accès fébriles intermittents et par d'autres phénomènes qu'il serait trop long de décrire ici (il présentait à cette époque, dans le sommet du poumon droit, une matité assez étendue qui disparut après le traitement quinique dirigé contre la fièvre intermittente). Il s'était assez bien rétabli, avait repris un peu d'embonpoint et de force, lorsqu'il fut atteint d'une pneumonite extrêmement grave au mois de novembre dernier.

«Au moment où un traitement énergique et mesuré avait ramené le râle crépitant dans les points occupés précédemment par le souffle bronchique et la bronchophonie, au moment où, dans les mêmes points, la percussion médiate faisait entendre un bruit relativement sonore au lieu de la matité en quelque sorte absolue due à l'hépatisation, au moment où les crachats brun-rouge commençaient à être remplacés par des mucosités moins colorées et moins visqueuses, où la fièvre et tous les phénomènes tendaient à disparaître ou du moins à s'amender, voici dans quel état se trouvaient la langue et la bouche du malade :

« La langue était pointue, couverte d'un enduit très-épais et comme épaisse dans toute son étendue. Il ne pouvait l'étaler et ne parvenait qu'avec peine à la mouvoir latéralement. Elle était dure au toucher et semblait presque rigide.

« Cet état paraissait tenir à l'inflammation de toute sa membrane muqueuse, qui rendait cette dernière comme racornie ; les papilles paraissaient dans un état d'érection très-prononcée, et cependant le goût était absent, où plutôt perverti ; tout ce que prenait le malade lui semblait insipide ou mauvais.

« L'enduit dont nous venons de parler était d'un brun foncé au milieu de la langue ; autour de cette teinte centrale régnait une zone un peu plus claire tirant sur le jaune, et l'extrême fond de l'organe était d'un rouge vif, ainsi que la pointe.

« Cet enduit était très-adhérent aux parties sous-jacentes ; il rendait l'haleine très-fétide. En détachant des parcelles avec une spatule, il était facile de reconnaître qu'il était bien la cause unique de cette odeur repoussante ; son épaisseur était de 3 millimètres environ ; les portions de la surface de la langue, débarrassées de ce

produit d'excrétion , parurent d'un rouge vif et saignaient facilement. On ne put nettoyer complétement la langue qu'avec beaucoup de peine et en y consacrant beaucoup de temps, en passant
sur sa surface, ainsi que le recommande M. Piorry, des tranches de
citron toutes les dix minutes , à plusieurs reprises , et pendant une
heure et demie ou deux.

« L'inspection du fond de la bouche et du pharynx faisait apercevoir un enduit d'un blanc grisâtre semblable à un produit diphthéri-
tique qui s'étendait sur les piliers, la luette, les amygdales et la
paroi postérieure. Cet enduit était moins épais et moins adhérent
que celui de la langue ; un linge rude suffisait pour le détacher.
Cette opération faite, la membrane muqueuse qu'il recouvrait apparut d'un rouge vif assez comparable à la rougeur qui occupe la
même région dans la scarlatine.

« Il est à remarquer ici que le malade avait été en proie pendant
quatre jours à une dyspnée violente, que les fosses nasales dont la
membrane muqueuse était enflammée, donnant à l'air un accès in-
suffisant, il avait passé tout ce temps la bouche largement ouverte,
que l'enduit était presque sec dans les deux tiers antérieurs de la
langue, qu'il était au contraire plus humide sur le tiers postérieur,
qu'il était tout à fait mou et peu adhérent dans le pharynx et sur
les amygdales, qu'il existait également sur les dents, où il avait
formé dans quelques points des espèces de croûtes noirâtres ; qu'il
semblait partout constitué par la même matière, se trouvant à des
degrés variables de dessiccation. Il est impossible de ne pas admettre
en présence de ces faits, que les enduits dont il est ici question sont
formés par la salive plus ou moins desséchée ou réduite par l'évaporation, comme l'a si bien démontré M. Piorry.

« On a souvent répété que les produits de sécrétion buccale autres
que la salive, qui se déversent dans la bouche, forment en très-
grande partie ces enduits.

« Mais quels sont ces produits de sécrétion, et dans quelle proportion existent-ils ? La salive, à l'état normal, contient une certaine

proportion de globules de mucus visibles au microscope, il est donc
incontestable que les enduits pathologiques contiennent aussi de
ce mucus plus ou moins altéré. Quant aux glandules de la base de
la langue, elles ont la plus frappante analogie de structure avec les
lobules qui composent les glandes salivaires, et tout porte à croire
qu'il existe entre ces deux variétés de glandes identité à peu près
complète de fonctions.

« M. Sappey pense que les cellules d'épithélium pavimenteux de la
langue elle-même forment exclusivement les enduits morbides. S'il
en était ainsi, comment expliquer la formation de ces mêmes enduits sur les dents où personne n'a songé à chercher un épithélium ?
L'opinion du savant anatomiste n'en mérite pas moins d'être prise
en sérieuse considération. Il est hors de doute que les enduits qui
se forment même lorsqu'on dort avec la bouche close, qui augmentent quand on garde l'abstinence et qui disparaissent quand on
prend des aliments solides, sont presque exclusivement formés par
l'épithélium aplati, polygonal, stratifié de la langue. Est-il besoin
d'ajouter comme corollaire que cet épithélium doit se trouver en
abondance dans toutes les variétés d'enduits ?

« Après que l'enduit épais et fétide dont il est question plus haut
fut enlevé, la langue de notre malade resta très-sèche, très-dure,
très-rouge, pointue, comme gênée, quoiqu'il prît abondamment des
boissons émollientes, et ne se recouvrit d'enduits nouveaux que
trois ou quatre jours après, enduits qu'on ôtait à mesure qu'ils appa-
raissaient.

« La dyspnée, quoique moindre, existait toujours un peu, et le
malade ne dormait qu'avec la bouche ouverte.

« La convalescence fut assez pénible quoique peu longue, et son
dégoût pour tous les aliments était tel lorsque sa langue était char-
gée d'enduits sialiques (qu'il nous soit permis de les nommer ainsi)
que nous ne doutons pas qu'il n'eût succombé par insuffisance d'alimentation si on ne les eût soigneusement enlevés. »

Voici ce que nous avons pu recueillir sur la composition de la salive et des enduits ; nous le reproduisons pour que la comparaison puisse en être faite, nous tirerons plus tard les conclusions qui doivent en être déduites.

Le fluide salivaire, disent MM. Pelouze et Frémy dans leur beau traité de chimie générale, le fluide salivaire, tel qu'il est rejeté par la bouche, est composé d'un mélange de salive et de mucus. Cette salive mixte constitue un liquide filant, spumeux, opalin, qui par le repos dans un verre se sépare en deux parties : l'une supérieure, claire et liquide ; l'autre inférieure, troublée par des parcelles de mucus et des débris d'épithélium. Lorsque la salive coule abondamment dans la bouche, elle offre constamment une réaction alcaline. Si parfois on trouve la muqueuse buccale acide, il ne faut pas l'attribuer à une sécrétion salivaire acide, mais tout simplement à une altération spéciale du mucus buccal au contact de l'air. Quand on abandonne la salive à l'air libre, elle se trouble, dépose des flocons et subit bientôt la putréfaction. A ce moment, elle répand une odeur d'abord ammoniacale, puis fétide et tout à fait spéciale.

Analyse de Simon.

Eau	991,225
Matériaux solides	8,775
Grains contenant de la cholestérine	0,525
Ptyaline avec matière extractive	4,375
Matière extractive et sels	2,450
Albumine, mucus et épithélium	1,400

Analyse de Berzelius.

Eau	992,9
Ptyaline	2,9
Mucus	1,4
Extrait de viandes avec lactates alcalins	0,9
Chlorure de sodium	1,7
Soude	0,2

Analyse de Herzog.

Eau.	99,40
Parties solides.	0,60
Ptyaline.	0,09
Graisse.	0,04
Albumine et mucosités.	0,30
Matières extractives et sels, chlorure de sodium, phosphate et lactate de soude.	0,17

La salive, selon MM. Becquerel et Rodier (*Traité de chimie patho-logique*), devient acide dans un certain nombre de circonstances, et en particulier quand elle n'a pas coulé depuis longtemps. C'est ce qui arrive quand on est à jeun, ou lorsqu'on a parlé beaucoup. Cette acidité se montre aussi bien dans l'état de santé que dans l'état pathologique.

Pour expliquer cette acidité , M. Cl. Bernard dit qu'elle est due à l'altération des matières organiques, qui , à la surface de la mu-queuse buccale, éprouveraient au contact de l'air une fermentation acide, lactique ou autre. La présence de parcelles d'aliments sur la langue et entre les dents favoriserait cette espèce de fermentation.

Composition de la salive chez l'homme , le cheval et le chien , d'après M. Cl. Bernard :

Eau, matières organiques; albumine-, caséine , matière orga-nique spéciale , mucus , cellules épithéliales , un peu de graisse phosphorée.

D'après M. Cl. Bernard , on doit distinguer quatres espèces de salive : 1° salive mixte ou buccale, 2° salive parotidienne, 3° salive sous-maxillaire, 4° salive sublinguale, à laquelle il faut joindre les produits des glandules bucco-labiales et de la glande de Peuch.

M. Lhéritier, dans son *Traité de chimie pathologique* , rejette les idées de M. Piorry sur la formation des enduits de la langue. « Les

enduits de la langue ne peuvent, dit-il, résulter uniquement de phénomènes physiques, et notamment de la dessiccation de la salive; s'il
en était ainsi, comment se ferait-il qu'ils présentassent si fréquemment un aspect différent? Pourquoi, par exemple, sont-ils tantôt
blanchâtres, jaunâtres et inodores, tantôt noirs et fétides? On le
devine, c'est que les enduits de la langue, comme tous les produits
de sécrétion, sont en liaison avec l'état de plasticité; c'est que celle-
ci est elle-même en relation directe avec les conditions particulières
dans lequel se trouve le sang. »

Les expérimentateurs ne sont point d'accord sur la manière dont
la salive se comporte eu égard aux réactifs. Selon les uns elle est
acide, selon les autres elle est alcaline; quelques autres enfin pré-
tendent qu'elle est neutre. Mitscherlich affirme que celle qui décou-
lait de la fistule parotidienne était acide dans l'état ordinaire, et
alcaline aussitôt que le malade venait de manger.

Voici comment M. le professeur Piorry rend compte de ses expériences dans son mémoire sur la langue, considérée au point de vue
du diagnostic :

« J'ai recherché à reproduire hors de la bouche ce qui se passe
ordinairement dans cette cavité. M. Séguin (Cluzel) a bien voulu
surveiller cette expérience. 3 onces de salive d'un homme sain , et
2 onces de cette même salive, placées dans deux vases différents ,
ont été, pendant vingt-quatre heures, soumises à l'action de l'air
d'une étude sèche, à 31° du thermomètre Réaumur.

« Vers la fin de ce temps, les liquides, en partie desséchés, ne
formaient plus qu'une couche molle, grisâtre et semblable aux enduits habituellement observés sur la langue. Plus tard , une substance solide fut obtenue; celle-ci n'avait pas la même couleur dans
les deux vases : dans l'un elle était grise, dans l'autre elle avait une
coloration jaunâtre; l'une et l'autre ne différaient pas sous le rapport de leurs autres propriétés physiques; toutes deux avaient une
odeur fétide, semblable à celle que présente l'enduit de la langue

.dans les fièvres graves, et la couche qui recouvre le matin les dents.
Cette odeur ressemblait aussi à celle que donne la carie dentaire.
Ces substances avaient la plus grande affinité pour l'humidité, et se
ramollissaient quand on les exposait à l'air libre. L'on y ajoutait
plusieurs fois leur poids d'eau ; elles formaient une pâte molle qui
offrait tous les attributs physiques dont la langue est souvent revêtue. »

D'après M. Chomel, les enduits de la langue paraissaient avoir la
même origine que le tartre dentaire. M. Denis a trouvé, dans ses recherches chimiques, que 15 grammes de résidu sec de l'enduit sa-
burral de la langue étaient composés ainsi qu'il suit : -

Phosphate de chaux, 5,2; carbonate de chaux, 1,3; mucus altéré,
7,5; perte, 1,0.

Fourcroy et Berzelius ont avancé que le tartre dentaire est constitué par le dépôt des sels contenus dans la salive.

. J'ai soumis en outre les enduits recueillis sur deux ictériques à
l'action de l'acide nitrique, ainsi que l'avait fait M. A. Cros, et,
comme pour cet observateur, aucune trace de coloration bilieuse
n'apparut dans la réaction.

Voici l'un de ses faits : P..., âgé de 19 ans, épicier, présente sur
la langue un enduit blanc jaunâtre. La salive de ce malade et l'enduit sont alcalins. La face inférieure de la langue est colorée en
jaune. Le malade a bon appétit. Le produit de l'enduit, recueilli sur
un papier blanc, est humecté avec un peu d'eau ; quelques gouttes
d'acide nitrique donnent lieu, sur un point, à une coloration brunâtre, qui passe bientôt au rouge-carmin, puis au rouge-pourpre, et
finit enfin par disparaître. Nous attribuons d'abord à la présence
d'un peu de bile cette coloration, que nous reconnaissons bientôt
n'être due qu'au papier, à la suite d'expériences comparatives. Le
même enduit, délayé dans l'eau pure, ne donne, sous l'influence de
l'acide nitrique, aucun résultat.

Le second fait étant exactement semblable à celui-ci, il est inutile d'en faire l'histoire, qui ne serait qu'une seconde édition du premier.

Ces expériences étant faites, il restait, pour compléter notre étude, à soumettre les enduits à l'examen microscopique. Nous nous sommes pour cela associé à un habile micrographe, M. le Dr Georges Pouchet.

Voici les résultats de nos recherches (1) :

L'examen des sept enduits de la langue, soumis à l'examen microscopique, a démontré de la façon la plus nette que ces enduits peuvent reconnaître un certain nombre de causes différentes. Les unes appartiennent à l'organisme, les autres dépendent de l'influence des milieux extérieurs. Les dernières doivent être rattachées, sans aucun doute, à l'état pathologique, mais elles ne dérivent pas des états fonctionnels de l'organisme en ce sens qu'elles ne consistent pas simplement en une altération des tissus et des éléments normaux en eux-mêmes.

Les enduits de la langue contiennent souvent, toujours peut-être, des parasites végétaux.

Nous n'avons pu établir aucune relation bien définie entre la couleur des enduits de la langue et leur constitution histologique. Nous inclinons à penser que le dessèchement de l'enduit, quelle qu'en soit d'ailleurs la nature, tend en général à le faire passer à des teintes foncées. Quand la desquamation est considérable et que les revêtements épithéliaux flabelliformes des papilles de la langue sont entraînés tout entiers par la spatule, on voit très-bien que leurs extrémités sont beaucoup plus foncées que leur base. Il résulterait de là que la teinte foncée des enduits serait le plus souvent en rapport avec la quantité de salive versée dans la bouche,

---

(1) Nous mettrons dans le paragraphe relatif à l'examen microscopique seulement les observations caractéristiques, en en supprimant un certain nombre qui ne font que confirmer ce que nous avons dit, mais ne présentant aucun intérêt particulier.

àvec l'état d'évaporation dans lequel peut être la salive placée sur la langue, par exemple, quand le malade respire en dormant avec la bouche ouverte (1).

Quand on racle la langue avec une spatule, par exemple, on ne ramène sous le microscope que des cellules épithéliales lamelleuses, pâles, peu granuleuses, aplaties, polygonales, ayant un noyau ordinairement ovale et transparent. Ces cellules, larges de 0,010 à 0,060 environ, sont disposées par groupes ou par plaques d'un petit nombre.

On trouve également un certain nombre de leucocytes (corpuscules muqueux) et très-souvent une abondance plus ou moins grande de *leptothrix buccalis* (2). Celui-ci se présente le plus souvent sous la forme de masses granuleuses, arrondies, mamelonnées, qui, dans un certain nombre de cas, donnent naissance à des filaments très-longs et très-déliés.

Les échantillons d'enduits de la langue sont recueillis le 1er juin 1864, à neuf heures du matin ; ils sont déposés dans du papier. Les papiers sont placés à la surface de l'eau à une heure. L'examen microscopique est fait à quatre heures.

OBSERVATION Ire. — Salle Sainte-Anne, n° 1 (service de M. le professeur Piorry). D....., 68 ans, femme de ménage, est affectée d'ictère (cholémie), elle a sur la langue un enduit blanchâtre qui donne une réaction acide ; la face inférieure de la langue est colorée en jaune ; la malade respire la bouche étant ouverte.

Examen microscopique de l'enduit. Cellules épithéliales généralement d'as-

---

(1) Une des observations suivantes semble nous indiquer que la coloration, dans certains cas, peut être rattachée à la présence d'une quantité plus ou moins grande d'hématosine.

(2) Le *leptothrix buccalis* (Ch. R.) est une algue filiforme de la bouche. Il suffit d'une nuit tout au plus pour en voir se développer dans les interstices des dents et sur toute la surface de la langue. Ce végétal a été découvert par Leewenhoek. Henle les a aussi décrits ; le premier, il soupçonne leur nature végétale et conseille de rechercher s'ils ne concourent pas à la production du tartre dentaire. (Extrait du *Traité des végétaux parasitaires* de M. Ch. Robin, art. *Leptothrix*.)

pect normal; quelques-unes sont ridées, laissent mal voir le noyau, paraissent coriaces et rappellent plutôt les éléments de la partie superficielle de l'épiderme que les cellules épithéliales lamelleuses de la langue, telles qu'on les obtient par le raclage sur un individu en santé. Nous désignerons désormais cette apparence de cellules épithéliales de la langue par la qualification de *coriaces*.

Beaucoup de cellules épithéliales granuleuses. Nous désignons ainsi des cellules dont la masse entière apparaît remplie de granulations, et qui sont par conséquent plus granuleuses qu'à l'état normal.

Stroma de leptothrix très-abondants, sans filaments.

Le 2 juin, au matin, l'enduit de la langue est examiné au lit même de la malade. Même apparence que la veille; on découvre seulement en plus quelques leucocytes dont la présence avait sans doute échappé la veille, en raison de leur rapide altération, et quelques masses irrégulières, jaunes, de 0,015 à 0,020 de diamètre, sans doute de l'hématosine.

OBS. II. — Salle Saint-Charles, n° 7 (service de M. le professeur Piorry). Le nommé Ch....., 29 ans, terrassier, est atteint d'un érysipèle de la face; il a sur la langue un enduit considérable paraissant blanc crémeux; quand on enlève la partie superficielle de l'enduit, ce qui reste paraît légèrement jaunâtre. Cet enduit est légèrement acide. Le malade respire constamment avec la bouche ouverte.

Examen microscopique. L'enduit tout entier est formé ici par une desquamaion en masse de l'épithélium; les extrémités flabelliformes des papilles composées se retrouvent entières, formées d'une masse de cellules épithéliales lamelleuses, imbriquées, à la manière d'un toit de clocher. La plupart de ces cellules sont redressées et font saillie sur le profil du prolongement papillaire, au lieu d'être appliquées sur la cellule qui est au-dessous; dans d'autres endroits, on distingue des cellules irrégulièrement entassées les unes sur les autres, à la manière des éléments de la membrane corticale épidermique.

Toutes les cellules qui s'offrent dans le champ du microscope paraissent coriaces. Par l'action de la sonde, elles se dérident, se gonflent et ne laissent voir que très-peu de granulations dans leur intérieur; on voit çà et là quelques masses peu abondantes et peu volumineuses de stroma de leptothrix.

Le 2 juin au matin, l'enduit, examiné au lit du malade, présente la même apparence que la veille; les cellules paraissent seulement, par places, moins coriaces et plus granuleuses; on distingue quelques leucolytes très-gros et parfaitement sphériques. En un point, la disposition des cellules épithéliales semble se rapprocher de la disposition qu'elles affectent dans les globes épidermiques.

— 51 —

Obs. III. — Salle Saint-Charles, n° 5. D....., 27 ans, domestique, a sur la langue
un enduit jaunâtre légèrement acide. Le malade est affecté de variole, a bon appétit et est à la diète depuis huit jours ; il respire la bouche fermée.

Examen microscopique. Cellules épithéliales très - abondantes ne présentant
pas de dispositions spéciales. Elles sont presque normales ; elles paraissent cependant un peu plus coriaces et sont en général granuleuses. Masses de stroma
de leptothrix éparses.

Le 2 juin, l'enduit de la langue est examiné au lit du malade. Les cellules
semblent granuleuses, comme la veille, et plongées au milieu d'une proportion
considérable de matière amorphe ; les caractères du stroma granuleux de leptothrix ne se laissent pas nettement distinguer ; un certain nombre de cellules paraissent en voie de formation, ne mesurant pas plus de 0,012 sur 0,015 de diamètre, ovoïdes, très-finement granuleuses, environnant un noyau arrrondi de
0,008 de diamètre environ. De semblables noyaux se voient entourés d'une couche de matière amorphe, à peine épaisse de 0,002, ce qui semble indiquer que,
dans ce cas, le corps de la cellule se développe autour d'un noyau préexistant.

Obs. IV. — Salle Saint-Charles, lit n° 2. Le nommé T....., 49 ans, boulanger, est
atteint d'ictère grave hémorrhagique. Les crachats sont verts ; sa langue est
large, rugueuse sur toute son étendue ; enduit noirâtre paraissant brun sur du
papier blanc. Ce malade a eu des vomissements ; la face inférieure de sa langue
est colorée en jaune ; l'enduit de la langue est très-acide.

Examen microscopique. Cellules épithéliales granuleuses ; granulations assez
foncées répandues dans tout le corps de l'élément. Au milieu des lames d'épithélium desquamé, écartant les cellules épithéliales pour se loger, on aperçoit des
masses de *criptococcus cerevisiæ* (1). Ces parasites sont extrêmement abondants ;

---

(1) Le *cryptococcus cerevisiæ* (Kützing) est un végétal composé de cellules
rondes ou ovales, renfermant quelquefois un ou deux corpuscules plus petits.
Cette plante est une algue et non un champignon. La présence d'un ou deux
globules brillants dans l'intérieur de la plupart des cellules du végétal est un
caractère important de cette espèce ; c'est probablement un corps de nature
graisseuse. Hannover et Lebert l'ont observé dans la bouche ; sa présence est
un épiphénomène, une suite de l'altération des humeurs qui en permettent le
développement et non la cause. Ce n'est point là un parasite ; c'est, comme pour
beaucoup d'autres algues, lorsque les matières en voie de putréfaction dans
nos humeurs lui offrent des conditions extérieures de nutrition et de développement qu'il s'accroît et se multiplie dans l'économie. (Ch. Robin, *Traité des végétaux parasitaires,* art. *Cryptococcus cerevisiæ.*)

ils encombrent le champ du microscope, mais ils ne se reucoutrent jamais à l'intérieur des éléments et ne semblent pas même y adhérer.

Ces cryptococcus, munis ou non d'un jeune individu (?) bourgeonnant à leur surface, sont animés d'un mouvement sur place (brownien) extrêmement sensible. On distingue d'abord assez difficilement de ces parasites des granulations et des gouttelettes de graisse, offrant à peu près le même diamètre et presque aussi abondantes ; seulement les gouttelettes de graisse sont plus refrangibles, plus arrondies ; à la lumière artificielle, elles montrent des stries concentriques ; si l'on vient à éloigner l'objectif, elles s'irisent de plus belles couleurs Enfin, snr les préparations qui datent de quelques heures, sur celles qui ont été traitées par la sonde, on trouve des gouttelettes offrant les mêmes caractères optiques, mais beaucoup plus grandes et pouvant mesurer 0,020 à 0,025 de diamètre.

On trouve encore, au milieu des cryptococcus et des gouttelettes de graisse, des corps particuliers qui se pprochent assez, pour la forme, des sympexions : ils ont seulement des centres plus accentués, plus noirâtres ; ils sont homogènes, transparents, non granuleux, régulièrement ovoïdes, parfois mamelonnés ; ils mesurent de 0,012 à 0,020 de diamètre.

Enfin on découvre, épars çà et là, quelques rares filaments de leptothrix et des grains d'hématosine.

Le 2 juin au matin, l'enduit, examiné au lit du malade, montre des leucocytes quelques masses de stroma de leptothrix, quelques cellules jeunes en cours de développement autour de leur noyau.

Les cryptococcus et les gouttelettes d'huile paraissent beaucoup moins abondantes que la veille.

Obs. V. — Salle Sainte-Anne, n° 10. G....., 19 ans, domestique, nouvellement accouchée, a sur la langue un enduit blanc jaunâtre légèrement acide. Cette femme a bon appétit, mange deux portions depuis hier.

Examen microscopique. Cellules épithéliales normales, comme perdues au milieu d'une masse énorme de *stroma* granuleux de leptothrix et de filaments de la même plante ; les masses recouvrent des papilles entières, et les filaments atteignent une longueur considérable. La préparation laisse voir aussi de gros grains jaunes d'hématosine, que la sonde fait encore mieux distinguer.

Le 2 au matin, la malade a mangé, et le raclage, opéré avec une spatule sur sa langue, ne ramène plus que des cellules normales au milieu d'une masse considérable de stroma gralnueux ; les filaments ont disparu, ce qui semble indiquer qu'ils poussent et se renouvellent en vingt-quatre heures. On trouve sur la langue des débris de faisceaux striés du tissu musculaire, indiquant que la malade a mangé de la viande.

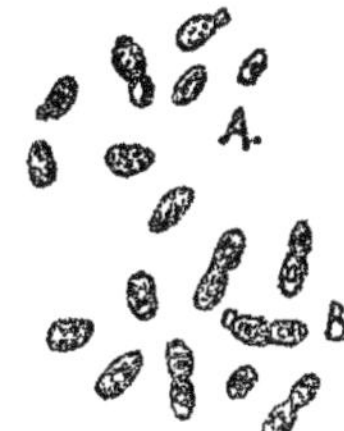

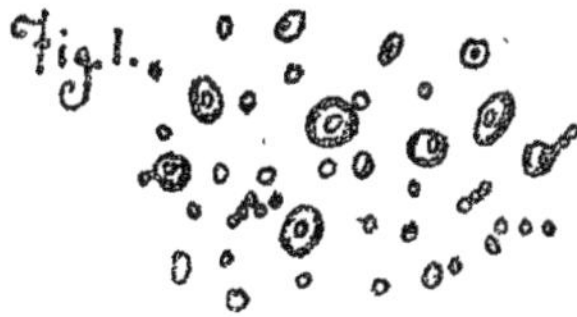

Criptococcus cerevisiæ, Kutznig (algue ou ferment) rejeté de l'estomac dans des matières vomies.

Parmi les cryptococcus que nous avons observés, nous en avons trouvé de différents de ceux qui ont été figurés dans le traité de M. Charles Robin (voir fig. 1). Nous les représentons dans la figure 1 bis.

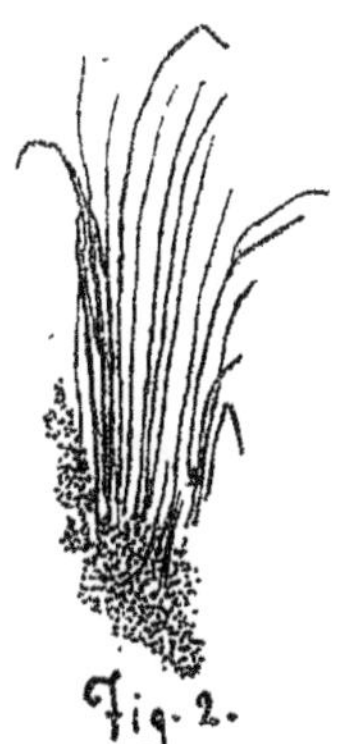

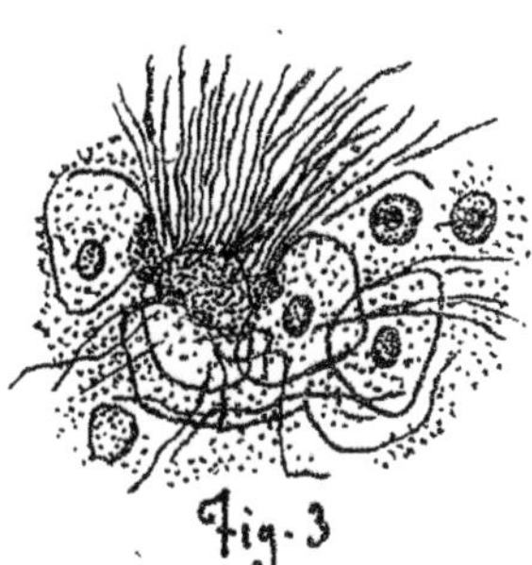

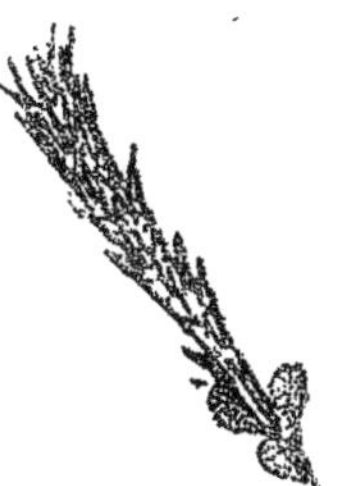

Fig. 4.

Faisceaux de filaments d'algue filiforme de la bouche (Leptothrix buccalis) (Ch. R.) complétement développés au milieu de la substance pulpeuse blanche qui s'accumule dans l'interstice des dents.

Mucus buccal et leptothrix buccalis (Ch. R.) obtenus en râclant la face supérieure de la langue, vus à 460 diamètres. Dans le mucus flottent des lamelles épithéliales et des globules purulents (golbules muqueux) qui nagent dans un liquide finement granuleux.

Nouvelle espèce de leptothrix avec trois masses de stroma granuleux observée également par M. Georges Pouchet, et par nous.

Obs. VI. — Salle Sainte-Anne, n° 6. B....., domestique, 22 ans. Cette jeune fille est atteinte d'une fièvre intermittente; elle a sur la langue un enduit jaune foncé, formant une ligne sinueuse, sur la partie latérale droite de la langue, de 2 à 3 millimètres de largeur. Enlevé et placé sur du papier blanc, il paraît marron; il est légèrement acide.

Examen microscopique. Cellules épithéliales normales, plongées au milieu d'une proportion considérable de stroma de leptothrix. Au milieu des cellules épithéliales, on distingue un grand nombre de masses irrégulières d'hématosine; elles sont d'un jaune plus ou moins foncé, tirant au rouge par places et même au rouge-ponceau. La sonde ne les attaque pas; l'acide acétique les pâlit, mais ne peut pas les dissoudre.

Le 2 juin au matin, le raclage de la langue présente des cellules épithéliales à peu près normales; un certain nombre cependant paraît coriace. Masse abondante de stroma de leptothrix; peu de leucocytes; on ne retrouve plus de grains jaunes.

Obs. VII. — Salle Sainte-Jeanne, n° 4 (Hôtel-Dieu), service de M. le professeur Rostan. Le nommé X..... est affecté d'une fièvre typhoïde (iléo-sphilosie septicémique) qui dure depuis huit ou dix jours. Il a sur la langue un enduit gris noirâtre; la teinte noirâtre est surtout marquée vers le milieu de la langue. L'enduit est acide et tellement adhérent, qu'on a grand'peine à l'enlever avec la spatule.

Examen microscopique. Enduit examiné au microscope trois heures après avoir été recueilli sur un malade atteint de fièvre typhoïde. La nature de cet enduit est exactement la même que celle qui fait le sujet de la dernière observation; c'est une desquamation en masse de l'épithélium de la langue.

Enfin nous avons soumis à l'examen microscopique de la salive que nous avions fait évaporer jusqu'à consistance gélatiniforme, en la plaçant pendant deux jours dans une petite capsule en verre que nous avions déposée dans un flacon bien bouché contenant une certaine quantité de chlorure de calcium. Cette petite masse, de consistance gélatiniforme, avait un aspect grisâtre tirant sur le jaune, et nous a présenté, à l'examen microscopique, des globules de mucus, de la matière amorphe et quelques cellules épithéliales.

Le petit nombre de faits que nous venons de consigner, trop peu considérable pour servir de base à une étude complète de la structure des enduits morbides de la langue, montrent au moins quelques particularités que l'on peut regarder dès aujourd'hui comme acquises.

C'est ainsi que la nature de l'enduit ne semble pas avoir d'influence sur sa couleur (et ceci est d'accord avec les vues et les observations de M. Antoine Cros), abstraction faite des faits de teinture qui peuvent se produire en raison des propriétés particulières de certaines. boissons.

La nature de ces enduits est extrêmement variab'e. (Vo'r nos conclusions, page 62, § III).

Quant aux hypertrophies parasitaires de l'épithélium de la langue elles nous apparaissent de deux sortes selon le végétal qui les fournit.

Tantôt c'est le *leptothrix buccalis,* et ce doit être de beaucoup le cas le plus fréquent.

La présence du *cryptococcus cerevisiœ* sur la langue, n'a été que rarement consignée par les observateurs. M. Leberten a communiqué un cas à M. Ch. Robin (Robin, *Végétaux parasites,* p. 304) en 1842. Hannover avait publié dans les archives de Müller une observation pareille, que nous rapportons en entier (*Ueber Entophyten auf den Schleimhaüten des tod ten und lebenden menschlichen Koerpers.*) « Chez un malade atteint de fièvre typhoïde, la langue était couverte d'une croûte brune qui s'en allait en gros morceaux. Leur surface était brune et sèche, et ne se composait que de cellules épithéliales desséchées. La surface qui regardait la langue était blanche. Vers cette surface, les cellules épithéliales se montraient en petite quantité au contraire, les leptothrix en grande masse et les cellules ou champignon de la levure en nombre si considérable, qu'ils couvraient tout le champ du microscope. Les jours suivants la langue était un peu foncée et présentait une moindre quantité de leptothrix, et, au contraire, le champignon de la levure en plus grande masse.

« Dans les mucosités visqueuses et noirâtres de la lèvre supérieure, on trouvait des amas de champignons délabrés, mais seulement un petit nombre de filaments. Au bout de cinq jours, le patient succomba. »

CHAPITRE IV

Comme nous l'avons déjà dit, la couleur normale de l'épithélium lingual, lorsque son épaisseur est un peu augmentée, est un blanc légèrement grisâtre, laissant voir par transparence la teinte rosée du derme lingual. La salive réduite par l'évaporation selon la méthode indiquée par M. Piorry constitue une masse dimi-liquide d'une teinte grise un peu plus foncée. Les enduits formés de salive réduite par l'évaporation mêlée à des cellules d'épithélium en diverses proportions, et à quelques-uns des parasites dont nous avons parlé lorsqu'ils ne sont colorés par aucune substance étrangère et lorsque l'évaporation n'a pas été poussée très-loin, ont assez souvent une couleur grisâtre plus ou moins foncée, surtout lorsqu'on les observe sur une assez grande étendue. Mais, dans d'autres circonstances, ils présentent des nuances très-diverses sur la valeur desquelles on s'est longtemps trompé, et dont M. Antoine Cros, dans un mémoire déjà cité dans ce travail, a le premier déterminé les conditions physiques et la signification séméiologique.

Nous parlerons en première ligne des enduits jaunâtres ou verdâtres nommés bilieux à cause de leur aspect. Nous les étudierons les premiers parce qu'ils sont les plus faciles à observer et les plus fréquents, parce qu'ils sont encore considérés par la plupart des cliniciens comme des signes pathognomoniques des formes dites bilieuses des maladies et qu'ils déterminent pour beaucoup de praticiens la direction du traitement dans ces cas qu'ils caractérisent.

Ces enduits s'offrent à l'observateur avec des teintes qui varient du jaune pâle, grisâtre, tirant sur l'orangé ou sur le brun, au vert

sale de diverses nuances, se fondant quelquefois graduellement vers
le milieu de la langee en une teinte roussâtre neutre d'une intensité
très-variable d'ailleurs. Dans beaucoup de cas, ces nuances se rapprochent beaucoup de celles que pourraient produire les matières
colorantes de la bile, ce qui nous explique pourquoi on leur a attribué pendant si longtemps une origine hépatique. On était d'autant
plus affermi dans cette opinion que souvent dans les cas où ces enduits existent, des saveurs désagréables, repoussantes, amères, viennent les accompagner. Quelques médecins, pour des raisons que nous
comprenons parfaitement aujourd'hui, avaient bien çà et là douté
de la nature bilieuse de ces enduits ; mais leur voix n'eut point d'é-
cho dans la foule de leurs confrères. L'école de Broussais elle-même,
ennemie de toute distinction rappelant de près ou de loin les théories humorales, ne put se défaire de cette idée que de la bile ou du
moins de sa matière colorante se trouvait mêlée, par un mécanisme
encore indéterminé pour elle, aux liquides sécrétés dans la bouche,
dont les enduits étaient, selon les idées universellement reçues,
presque exclusivement formés.

M. A. Cros ayant donné des soins à plusieurs malades atteints de
maladies de foie avec tuméfaction de cet organe, quelques-uns présentant des signes d'une cholémie intense, il remarqua que sur une
série assez nombreuse de malades, pas un seul ne présentait d'enduit
d'aspect bilieux, deux ou trois n'avaient que l'enduit blanchâtre dé-
crit par nous sous le nom d'*enduit épithélial.* Les autres avaient la
langue de cette couleur rosée considérée comme un signe certain du
bon état des fonctions digestives. Déjà le plessimétrisme avait démontré que dans un grand nombre de cas où l'on observe de ces
enduits dits bilieux, le foie n'est point malade, et même présente
souvent le retrait qu'il subit toujours chez les hypémiques. Enfin
une dame atteinte de congestion et d'engorgement du foie avec inflammation de la vésicule et des conduits bilaires, douleurs vives
dans l'épigastre et l'hypochondre droit et cholémie, vint s'offrir
à son observation. Cette malade avait sur sa langue un enduit

épais d'un vert intense; elle se plaignait d'avoir la bouche mauvaise;
il était impossible de ne pas voir là un enduit indubitablement bilieux. Cependant l'observateur évoqua je ne sais quel léger doute
et voulut étudier à fond cet enduit si manifestement vert. La plus
grande partie en fut détachée de la langue de la malade et fut dé-
layée dans un verre d'eau pure. Ce liquide soumis aux réactifs ordinaires de la bile n'en décela pas la moindre trace; la salive traitée
par les mêmes réactifs n'en présenta pas davantage bien que l'urine
et la sueur de la malade en continssent de très-fortes proportions.

Le doute s'était déjà presque changé dans l'esprit du médecin en
négation relativement à la présence de la bile dans l'enduit qu'il
observait lorsqu'il fit la remarque suivante : L'enduit une fois détaché de la langue paraissait changer de couleur, et de vert bilieux
qu'il était, devenir simplement gris avec quelques points noirâtres.
Remarquons que les bords de la pointe de la langue n'étaient point
recouverts d'enduits et qu'ils paraissaient d'un rose vif arrivant au
rouge-carmin vers l'extrémité. Quelle était la cause de ce changement de couleur? Était-ce une réaction chimique ? On ne pouvait
s'arrêter à cette explication ; car les conditions chimiques où se trouvaient les enduits n'avaient pas changé. Même humidité, température peu différente, contact de l'air avant comme après l'ablation ; le
changement du reste était immédiat et devenait extrêmement sensible, lorsque l'enduit, détaché avec soin de la langue de la malade,
était placé avec précaution sur une feuille de papier blanc. Quelques
instants de réflexion suffirent pour que la vraie cause du phénomène fut trouvée ; l'apparition d'un ton rosé carminé très-vif et d'un
ton grisâtre neutre devait colorer ce dernier de sa couleur complémentaire.

Est-il besoin de rappeler que les couleurs complémentaires sont
celles qui prises dans le prisme, et combinées deux à deux, forment
toujours du blanc. La couleur complémentaire du violet-pourpre est
le jaune un peu verdâtre, parce que deux rayons de ces couleurs réu-
nies par une lentille convergente donnent naissance au foyer de cette

lentille à une image composée de lumière blanche. Les couleurs re-
gardées par transparence au travers d'un verre coloré de leur teinte
complémentaire s'éteignent au contraire complétement, et forment
du noir, ce qui ne fait que confirmer la réalité des propriétés de la
lumière que nous venons de rappeler. Les peintres connaissent parfaitement les changements d'aspects analogues qui se produisent
quand des tons formés sur la palette sont placés sur la toile à côté de
couleurs qui s'y trouvent déjà. Le phénomène observé par M. A. Cros
n'était donc qu'un cas particulier de la loi formulée par M. Chevreul,
sur les oppositions des nuances. Pour rappeler cette loi dans les appli-
cations que nous en pouvons faire dans la question qui nous occupe,
nous donnerons un tableau des oppositions principales, indiquant par
des astérisques les tons et les oppositions que l'on observe dans
l'examen de la langue des malades.

* Rouge-carmin........	**Vert un peu jaunâtre.
* * Carmin-violet.........	* * Vert-jaune.
* * * Violet-carmin.......	* * * Jaune verdâtre.
* * * * Violet...........	* * * * Jaune.
Violet-indigo .... }	
Indigo-violet .... }	Jaune d'or.
Indigo...........	Jaune orangé.
Indigo-bleu.......	Orangé-jaune.
Bleu...........	Orangé.
Bleu-vert.........	Orangé-rouge.
Vert-bleu.........	Rouge orangé.
Vert-jaune........	Rouge-carmin.
Jaune-vert........	Carmin violacé.
Jaune:..........	Violet-pourpre.
Jaune orangé.......	Violet.
Orangé-jaune.......	Violet bleuâtre.
Orangé..........	Bleu.
Orangé-rouge......	Bleu verdâtre.
Rouge orangé.......	Vert bleuâtre.
Rouge-vermillon......	Vert.
Rouge vif pur........	Vert-émeraude.

Pour tirer de ce tableau tout le parti possible, pour apprécier les colorations réelles des enduits, il est indispensable de tenir compte des modifications que ces colorations subissent en se mêlant aux diverses teintes blanchâtres, grises, noirâtres, jaunâtres, roussâtres ou brunes qui appartiennent réellement aux enduits, de leurs colorations accidentelles par des aliments, des boissons ou des médicaments, et des colorations de la membrane muqueuse aperçues par une sorte de demi-transparence, même sous les enduits ou par de très-petites et très-nombreuses solutions de continuité de leur surface correspondant le plus souvent aux papilles. Mais l'étude que nous indiquons étant faite, il est possible, étant donnée la coloration de la membrane muqueuse glossique, de déterminer *a priori*, et même sans voir le malade, la teinte apparente que présenteront les enduits ayant les couleurs que nous venons d'indiquer indépendamment de tout effet d'optique.

Voici une observation qui nous a présenté, de même que celle de M. Cros, citée plus haut, le curieux phénomène de la coloration apparente des enduits dépendant des lois d'opposition des nuances :

Le nommé L....., âgé de 60 ans, compositeur, est couché au lit n° 16, salle Saint-Charles, service de M. le professeur Piorry, à l'hôpital de la Charité.

Cet homme, qui est atteint d'une hémiplégie du côté droit, causée par une hémorrhagie cérébrale gauche (encéphalonhémie), nous présente le symptôme auquel dernièrement on a donné le nom d'*aphémie*. Les paroles de ce malade sont indistinctes ; on le prie d'écrire et on écrit sur une feuille de papier le mot : écrivez. Il écrit de la main gauche : écrivez. On ne peut obtenir de lui qu'il chante ; néanmoins il comprend assez bien les questions qui lui sont posées et y répond, par signes, oui et non. Il est très-faible et en proie à un abattement général ; il a sur la langue un enduit verdâtre, ayant une odeur repoussante, très-adhérent et situé, sous forme de deux longues bandes, de chaque côté de la langue. Si l'on vient à enlever de l'enduit à l'aide d'une spatule et qu'on le dépose sur du papier blanc, il paraît brun-marron. Les bords et la pointe de la langue sont dépourvus d'enduit ; la langue est humide, et un papier de tournesol bleu posé sur sa surface rougit à l'instant.

Le malade dort avec la bouche entr'ouverte, ce que nous avons d'abord supposé ; mais, pour plus de certitude, nous avons hier prié son voisin de l'observer pendant son sommeil. Ce qu'il a fait. Aujourd'hui il nous apprend qu'il dort la bouche largement ouverte. Il ne sera pas inutile de dire que le malade meut très-difficilement sa langue ; avant de pouvoir le faire, il faut qu'il la touche à plusieurs reprises, comme pour l'exciter.

Nous avons délayé de cet enduit dans une petite quantité d'eau et nous l'avons soumis, avec les précautions nécessaires, à l'action de l'acide azotique. La coloration du liquide n'a pas changé.

Nous en avons conclu qu'il n'y avait pas trace de bile dans cet enduit, qui paraît verdâtre sur la langue et brun-marron sur du papier blanc.

Il ne nous reste plus, pour compléter ce dernier chapitre, qu'à parler des colorations des enduits par les boissons et les médicaments, et de celles qui sont dues à du sang épanché sur la surface de la langue.

Nous avons déjà dit quelques mots des colorations dues au vin et à quelques fruits. Mentionnons rapidement la couleur orangé pâle due au suc d'oranges, le ton brun foncé, quelquefois presque noir, plus rarement verdâtre, selon les colorations de la membrane muqueuse que présentent les enduits colorés par le café, ceux qui sont plus roux et plus mats et que produit le chocolat, ses colorations noires et observées souvent chez les enfants lorsqu'ils sucent des objets de plomb ou d'alliages divers, la teinte noire due aux préparations ferrugineuses, qui deviennent plus adhérentes et plus foncées après l'usage des boissons qui contiennent des tannins.

Pour n'être pas trompé sur la signification de ces colorations diverses, il est indispensable d'avoir toujours présente à l'esprit la loi de M. Chevreul.

Quant aux enduits colorés par du sang, ils sont noirs dans l'immense majorité des cas ; c'est là, d'ailleurs, ce qui a induit en erreur les cliniciens qui ont pensé que les teintes foncées observées sur les croûtes brunes ou noires de la fièvre typhoïde étaient dues aux mêmes causes. Nous ne prétendons pas que du sang desséché et al-

téré ne puisse quelquefois entrer dans la composition de ces croûtes;
mais nous avons démontré tout au moins que la présence du sang
dans les enduits noirs desséchés ou humides est loin d'être un fait
constant.

CONCLUSIONS.

Ayant donné, dans notre introduction, les conclusions des principaux séméiologistes qui ont écrit sur le sujet des enduits et des colorations de la langue, nous donnerons seulement ici celles qu'il
importe, selon nous, de faire ressortir d'une manière particulière.
Nous donnerons aussi le résumé des points nouveaux et de ceux
que nous avons amplement et plus spécialement traités dans le cours
de ce travail.

I

Les signes tirés de l'inspection de la langue n'ont presque jamais
qu'une valeur relative, et ne deviennent une source de certitude
que par leur concordance avec des signes obtenus par des moyens
plus précis et plus directs.

II

Les colorations de la membrane muqueuse de la langue ne sont
nullement en rapport constant avec l'état de l'estomac (Godefroy
Reignière). Elles peuvent provenir de trois causes :
1° De l'état de la circulation sanguine dans cet organe ;

2° De l'état inflammatoire de cette membrane muqueuse ou de quelques-uns de ses éléments anatomiques, état quelquefois idiopathique, mais le plus souvent en rapport avec diverses phlegmasies franches ou spécifiques, soit de la peau, soit des organes respiratoires, soit des organes digestifs, soit d'autres organes ou appareils plus éloignés;

3° De l'action colorante par simple contact des boissons, des aliments, des substances médicamenteuses diverses, etc., action dont il importe de tenir compte pour éviter toute erreur de diagnostic.

III

Les enduits de la langue se composent suivant les cas :

1° De salive plus ou moins réduite par l'évaporation (Piorry);

2° D'une quantité plus ou moins grande, mais le plus souvent énorme, de cellules épithéliales détachées de la surface de la langue (Sappey);

3° Des parasites tels que diverses espèces de leptothrix, de cryptococcus cerevisiæ, etc., qui se trouvent en quantité d'autant plus grande que les enduits sont plus anciens, plus épais, et par conséquent plus altérés (Kutzing, Ch. Robin).

On y trouve aussi des leucocytes, quelquefois des globules d'hématosine, et toujours de la matière amorphe provenant de la salive réduite par l'évaporation.

IV

Les colorations des enduits sont dues à quatre ordres de causes :

1° La dessiccation qui les fait passer du jaune pâle ou du blanc grisâtre à des teintes plus foncées, jusqu'au brun noirâtre et au noir ;

2° L'action des corps étrangers colorants, liquides ou solides, des ingesta ;

3° Les oppositions de nuances, sur les fonds diversement colorés de la membrane muqueuse, qui font paraître jaune foncé, verdâtre, bilieux, des enduits qui ne sont en réalité que gris, jaunâtres, bruns ou noirâtres (Antoine Cros) ;

4° Peut-être dans certains cas la présence de quelques grains d'hématosine.